研究者と
管理栄養士が考えた
最終解答

最強の食事戦略

医学博士、公衆衛生学
堀口逸子 / 管理栄養士
平川あずさ 著

医学博士・医師、
国際医療福祉大学大学院教授
津金昌一郎 監修

ウェッジ

はじめに

この本は、一般の人におくる**「食事改革」**のための本である。

ちまたには、健康づくりやダイエットに関する情報が氾濫している。私たちの体は「ビタミンCが豊富な◯◯を食べたら免疫力UP」や「◇◇はビタミンB_1が豊富だから疲労回復に効果的！」というようなキャッチフレーズの通りになるような単純なものではない。そのような食事をしても、体重が落ち適正体重に近づいても、健康診断の項目が改善されなかったことを体験している人もいるだろう。私（堀口）は、更年期以降、食事内容が変わらないのに太ったり、また健康診断の結果が思わしくなくなったりした。体重だけの問題ではなくなり、何が原因なのかはっきりと分からなかった。

病院では、食事は治療の一環である。そのため、食材の選択に始まり、調味料まで含めてすべて計量し、栄養価を計算して管理した食事を提供している。一般の人が日常的に食べている食事とは全く違う。たまたま両足骨折という恥ずかしい状況で入院生活を送った約3カ月は、減量のための入院ではなかったが、**栄養のバランスがとれたエネルギー量（カロリー）が管理された食事**を食べていた。入院時には激太りして人生最大の体重になっていたが、自然に痩せていった。いわゆる糖尿病や腎臓病の人の食事改善のための「教育入院」と変わらなかった、と後で気付いた。ただし、私の場合は治療のための食事ではなかったため、栄養指導を受けていない。栄養士は、外食時に「この食事は何キロカロリーでしょうか？」とよくたずねられる。皆エネルギー量（カロリー）を気にしているのだ。栄養士だから何でも分かるのかといえば、調理に使う油ひと回しでも100キロカロリー程度大きく変わり、シェフの巧みな技に味付け、そして盛り付けと、その場の雰囲気も相まって、正確には分からない。

つまり**栄養とエネルギー量（カロリー）は目に見えず**、私たちの体内にそれを測定する能力も備わっていない。病者に限らず、栄養士は、食品や食材にどのような栄養成分がどのくらい含まれているのか、またエネルギー量（カロリー）を知るために「日本食品標準成分表」（文部科学省）を用い、個々人に対応した食事を「日本人の食事摂取基準」（厚生労働省）から導き出す。栄養士の間では、前者は「辞書」、後者は「バイブル」と呼ばれている。専門家が使う辞書やバイブルを一般人も使わなければ栄養やエネルギー量（カロリー）が分からない。栄養成分表示も加工食品かつ、いくつかの栄養成分に限定されている。アプリも開発されているが、おわんのサイズで見た目が変わるため、写真を送付してもどの程度正確なのか分からない。

一般人が栄養やエネルギー量（カロリー）を毎食のように計算できるとそもそも考えていない堀口は、健康的な体をつくる食事、そしてまた適正な体重を保つための食事はどのようなものなのか、知りたかった。かつ、それが、分かりやすく、実践できるようになっていることを求めていた。この食事改革は、両足骨折で動けないにもかかわらず「痩せた」事実から、病院で毎日提供された栄養のバランスがとれた食事を自身の食生活で再現しようと、管理栄養士の平川さんに相談したことから始まった。

本書は、平川さんの管理栄養士としての経験、取材や研究から培った知識に基づき、いわゆる「辞書」と「バイブル」を用いずに実践するための考え方を整理していった。そして、行動科学や心理学などの研究結果を活用しまとめた**食事戦略**を紹介するものである。この食事改革により、堀口は約1年で12kgほど痩せ、昔の体重に戻ったのである。ハレの日のイベントや会食の機会が多くなって体重が増加することもあるが、元に戻すすべを覚え、体重はのべて言えば安定し、いわゆるリバウンドはない。栄養士は、指導に際して、相手がどのような知識を得ているか分からないだけでなく、食事の内容も一部の情報だけで対応していることがほとんど。継続的に関わることも、病者でない限りまれであり、結局、ダイエット本やその方法を編み出した達人のような人々に、役割が奪われることも少なくない。

自分の普段の食事が、国が示している基準や内容と比べてどうなのか、分かっている人はどのくらいいるのだろうか。単純に外食を悪者にしたりしていないだろうか。一般向けに厚生労働省と農林水産省から「食事バランスガイド」が提示されているが、主食・主菜・副菜といった分類に当てはめようがない食事をしていることは少なくない。食事バランスガイドも最終的にはエネルギー量（カロリー）や成分量の計算が出てくるため、いわゆる辞書が必要になる。なぜ、私たちの食事が改善しづらいのか、検証されているのだろうか。私たちの問題なのだろうか。

本書は、まず、**国がこれまで私たちにどのようなメッセージを送ってきたのか**、その内容も確認しながら整理し解説した。そして、健康的な体をつくり、適正体重を保つための食事について、食事バランスガイドの内容から外れることなく、考え方を整理し提示した。本当は誰でも、「●●を食べていると、健康で長生きできる確率が高くなる」という「●●」の部分を知りたい。しかし、その因果関係は科学的に立証するのが困難な現状である。そのため、日常生活に重篤な影響を与えうる疾病（**がん**や**循環器疾患**など）や死亡との関連についての科学的証拠を求めて研究されてきた津金昌一郎先生を監修に迎え、解説をお願いした。より健康を目指す参考にしてほしい。栄養も過少・過剰摂取はリスクになり得るのだから、リスクコミュニケーションの視点から、分かりやすく、を心がけた。そして**「実践できる」**かどうか、3章では、ビジネスパーソンの協力のもと、「食事改革」に取り組んでもらい、食事や体がどのように変化したのか、どのように感じたのかを答えてもらった。

　ダイエットをしたい人だけでなく、健康を気遣うようになった人、どのような食事が好ましいのか悩んでいる人、家族の健康が気になる人、食事づくりを担当している人、もちろん栄養に興味がある人に、ぜひ参考にしてもらいたい。

CONTENTS

CHAPTER
2
古くて新しい「痩せる食生活」実践法

CHAPTER 3

ビジネスパーソンの食事を拝見
——食事改革実践記録

CHAPTER 4

健康になる食事・病気になる食事

津金昌一郎

※本書は「一般的に健康な人」を想定して執筆しています。現在すでに疾病をお持ちの人は主治医の指示に従ってください。また、体調の悪い人は専門医（家庭医）を受診されることをおすすめします。

CHAPTER
1

「痩せる食生活」のための シンプルな思考法

CHAPTER 1

調理が苦手で面倒な人でも痩せられる

12キロ痩せた「続けられる」食事改革

初めての本を出版してから約1年。実際に食生活の見直し、すなわち食事改革を始めてから2年以上が経過した。最終的に1年間で12キロほど痩せて、約10年前の体重に戻った。そして**太らない食生活**が始まった。体重が年末年始などのイベントで増加したとしても、それは以前の増加量よりも少なく、そして2週間以内には元に戻せている。すなわち、リバウンドなく12キロ痩せた体重を維持して生活しているのである。あと5キロほど痩せられたらさらに楽になるのだが、きっとこれは食生活だけではなく、運動を取り入れることでしか解決できないのではないかと思っている。

前著（『運動ゼロ、カロリーを考えずに好きなものを食べてやせる食生活』）を読んでもらえれば分かるが、私（堀口）の食事改革は、両足骨折がきっかけで始まった。当初は1日300歩も歩けない生活で、ネットで食材を購入して少しは自炊をしながら、コロナ禍で太り過ぎた体重の「減量」に成功。それは「太り過ぎていた」ために「痩せた」に過ぎない。何より**コントロール可能な食習慣**を身に付けることができた。

その成功は**食材の「簡易な分類」とそれらの「基準量」が分かった**ことに他ならない。そして、自分の長年の食事のスタイルをさほど変えずに取り組めたことで継続できていると考えている。この本では、その簡易な分類と基準量などについて、研究者らしくこれまで国から発せられているメッセージに照らし合わせて、それが特に**新しいものではなく「分かりやすく」かつ「実行しやすい」**取り組みであることを解説していく。

外食・中食に頼る食生活

私（堀口）の食事のスタイルとは、**外食**や**中食**《なかしょく》に頼っていること。なぜなら、私は調理が苦手で、好きではないから。継続して5食自分で作った（と言えるのかあやしい）料理を食べていると、疲れ果て、何を食べてよいかも分からなくなってしまう。冷蔵庫をあけて、さて何を作ろうか、と考えることができない。私は、親から調理の手伝いを求められたことはなく、また教えてもらうこともなかった。何より私自身、調理という行為に興味がなく、教えてほしいと頼んだこともないし、料理教室に通いたいと思ったこともない。母も調理が得意、または好きとは思えなかった。晩ごはんのおかずが、板付けかまぼこ1人1枚のみという大胆なメニューのこともあった。

幼稚園入園の頃まで、母から毎週土曜日にホテルのレストランに連れて行かれ、ランチを食べることが習慣であった。多分それは母の息抜きだったのだと思うが、私の外食の歴史はそこからである。大学時代の1人暮らしは、何よりお金がなくて、我流で弁当も含めて何かしら作って食べていたが、面倒だったことを覚えているだけで、何をおかずにしていたのかは記憶にない。今ほどレシピ本はなく、NHKの「きょうの料理」のテキストを購入したことは覚えている。しかし、記載されている分量が当時は4人分であることが多く、1人分を作るためには割り算をしなければならないなど、とても面倒であった。

大学院卒業後の仕事先は1週間に2カ所。片道約2時間かけて移動し、2カ所に居住する生活。そのため一切調理をせず、外食・中食のみの食生活であった。1カ所には調理器具も置いていなかった。東京で大学教員になってからは、外食のみではなかったが、食事に誘われることも増えた。

お酒も大好きである。もともと晩酌する習慣はなかった。大学院時代のインドネシアでのフィールドワークの際、1日の終わりの夕飯に、人類生態学の先生方からビンタンビールをごちそうになった。そこからお酒を飲む習慣がついた。それこそ30代から40代は毎日のように飲酒。アルコール性の脂肪肝と言われて断酒したこともある。

もともとは1人では飲まなかったが、コロナで巣ごもりしている際に飲むようになってしまった。更年期を過ぎてのことで運動不足と相まって、体重が増加する原因になったと思う。お酒で良いことはあまりないことも自覚している。

「簡単」な食事は簡単には作れない

YouTubeやTikTokでは、素人を含め多くの調理動画が流れている。**「簡単」**というワードに惹かれて動画を視聴するのだが、私には「簡単」に思えない。なぜなのか。動画の画面に出てくる食材はすでに準備されている。そう、その**食材をそろえることがまず面倒**なのである。帰路にスーパーに寄ればそれだけ時間がかかり、食べ始めるのが遅くなる。帰宅し、座ってしまうと疲れて立つことがつらくなるので、そのまま調理に取りかかる。冷蔵庫から食材を出し、洗い、必要な分量を切る。さてどれくらいの時間を費やすだろうか。どこが「簡単」なのか分からない。食材がそろってから、やっと調理が始まる。

次に面倒なのは、調味料をそろえること。使うのが塩のみ、といった「調味料が1つだけ」ということはほとんどなく、レシピの多くは、多種類の調味料を使う。調味料おのおのをレシピに沿って準備し、分量を量る時点で「複雑」に感じて面倒極まりない。調味料が準備できたところで、火を通したり、電子レンジにかけたりしながらやっと調理が始まる。10分でできると言われても、それは材料と調味料がレシピの分量通りそろってからではないか。それに、そのおかずだけを食べるわけではない。なぜなら、一汁三菜、主食・主菜・副菜などと教えられているから。

他のものも同時に作るとしたら、それは**「マルチタスク」**。仕事ではマルチタスクをこなしているが、調理のマルチタスクはどうにも慣れない、そしてできない。その時点で一品が「簡単」であったとしてももう疲れ果てていて、これを毎食と考えるとぞっとする。

私はプロの料理人ではない。そもそも家庭でプロの料理と同じようなものを作る必要があるのか。プロの調理人の調理法を基準とすれば、われわれの調理はそもそも単純。例えば「だしをとる」作業も、昔は家庭でもかつお節を削ったり煮干しの頭や内臓を取ったりしていた。その後、顆粒だしが発売され普及し、そして今では味が付いた液体の「つゆ」や「だし」が多く市販されている。それを使えば「簡単」というより「簡易」である。動画でいう「簡単」とは、作成者の主観に他ならない。この年齢までできなかったことをできるようにするのは難しい。私にとっては調理という行為がそれにあたる。

実は、骨折を克服し食生活を見直していたころ以上に、現在、**調理はしなくなった**。また、調理する料理は定番化している。なぜなら**「できる調理」**に限定しており、外出が容易になったため、**外食に行ったり中食を買ったりできるから**。

手作りと外食・中食をうまく組み合わせる

1985年に発表された**「健康づくりのための食生活指針」**（厚生省、現・厚生労働省）やその後2000年、そして2016年に見直された**「食生活指針」**には、**「食事を楽しみましょう」**とある。記述されている実践内容は、私の実態とは全く同じではないけれども、楽しむことは重要である。国の方針に従うならば、私の場合は調理が負担になるのだから、外食・中食の利用である。

「食生活指針」ではまた**「手作りと外食や加工食品・調理食品を上手に組み合わせましょう」**とも記述されている。そのため私の行為は、国も認めており問題ないのだ。

しかし、栄養士からの指導の機会において、加工食品・調理食品を上手に組み合わせることについて詳細に指導された記憶がほとんどない。「上手に組み合わせる」とはどういうことを指しているのだろうか。

私の現在の体重は、会食が多くなることがあったりして多少の増減はあっても大きなリバウンドはない。**外食・中食を利用しながら体重を維持できている。**どうやって外食・中食を上手に利用するのか、それもこの本の中で解説する。

CHAPTER 1

2

「これを食べればよい」では、痩せない

太る原因は「食材」ではなく食事の「量」

体重の増減は、**摂取したエネルギーを消費できるかどうか**、である。私たちの体の中に入った栄養は、エネルギー源となり貯蔵される。ただし、すぐにエネルギー源として使える量は少なく、それを上回る栄養が同時に体内に入り続けると、それを脂肪として体に蓄えていくことになる。そしてそれが過剰に蓄積された状態が**肥満**である。すなわち**摂取する食事の量**に影響を受ける。食材の何かではない。

ペットとして飼育されている犬や猫ですら、太り過ぎないようにと獣医師より餌の重量（g）を管理するように指導されている。痩せるため、また太らないために、何

かを摂取するようなアドバイスではない。「○○を食べて痩せる」の○○は、体内のエネルギーの消費を促進する物質なのか、または満腹感を得やすく全体として摂取量が減量できる物質なのか、そのシンプルな表現からは分からない。

「考えて食べる」負担を減らしたい

国からはさまざまな用語やメッセージが発せられ、それらを咀嚼《そしゃく》し、理解して、すなわち**「考えて食べる」**行為が必要となる。ところが、この「考える」すなわち「思考する」という行為に負担を感じる人は少なくない。

心理学や認知科学、行動経済学では、私たちの行動に対する意思決定は、2つの異なった思考の過程（処理）の結果として生まれると指摘している。1つは**直感的、無意識な過程（システム1）**と、もう1つが**より時間をかけて分析的に実行される過程（システム2）**である。行動経済学では前者を「速い思考」、後者を「遅い思考」と名付けている。残念ながらこの2つの思考のバランスはとれておらず、個々人でどちらかの思考が強い。基本的に人間はシステム1の直感的な思考が優位にあるといわれている。日本人を対象としたさまざまな研究においても、集団を見たときに、システム1が優位である人の割合が6割を超えている。行動経済学ではなんと9割と言っている。

とすれば**「〇〇を食べれば痩せる」というメッセージに多くの人が無意識に飛びついても、不思議はない**。国から発せられる1日3食、主食・主菜・副菜といった用語も、システム1に働きかけるものであろう。システム2を働かせて考えてみたら、食の機会の数で体重や栄養バランスがとれるとは考えがたく、また主食・主菜・副菜と知識がなければ分類できない食事があり、かえって混乱する。

そもそも、栄養は食品を通してしか摂取できないのに対して、吸収率や、個々人の代謝、活動量など体への影響を与える要因が多く、複雑としか言いようがない。シンプルな表現だけでは、無理がある。すなわちシステム2を働かせるしかない。

食事管理は「ナッジ理論」が有効

2008年、行動変容を促す手法、戦略として**「ナッジ理論」**が提唱された。これは、人々が強制的でなく、経済的なインセンティブを大きく変えたり、罰則やルールで行動を強制したりすることなく、より良い選択を自発的に取れるようにする方法である。もともとビジネスの分野で活用されているが、がん検診の受診促進などに使われている。

ナッジ理論が有効な場面として**「情報が多過ぎたり、複雑過ぎたりして選択が困難」「選択の結果がイメージできない」「選択の結果がすぐに表れない」「フィードバッグがえしい」**がある。このいずれにも、食事の管理は該当している。

■ 情報が多過ぎたり、複雑過ぎたりして選択が困難

国が発してきたさまざまな用語に始まり、より健康になるための食事を目指して、「〇〇」「△△」など多くの物質の紹介、それらがどのように関連付けられるのかも分からない。そして、食材すらさまざまな栄養成分が含まれているという情報過多。そして体に影響を与える要因は多く、複雑。私たちの食事の選択そのものではないか。

■選択の結果がイメージできない

食事や食材に含まれている**栄養成分は、私たちに見えない**。選択された食事を見ても、栄養成分が分からない。あらかじめ知識が必要である。また、その量となれば、自分で作る、または調理をした人にたずねるしかない。栄養成分表示もありはするが、すべての栄養成分をカバーしたものではないし、加工食品に限定されている。

また、成功体験のあるダイエット方法であればまだしも、そうでなければ、本当に体に変化が表れるのか、結果がすぐに表れないことと相まって、イメージしづらい。

■選択の結果がすぐに表れない

具体例として、ダイエットや筋トレが挙げられている。日々の食事の積み重ねでしか、体に変化が見られない。ダイエットでは、ある日の食事が反映されるのは**2日後**くらい、また体重の顕著な変化であれば**3週間**かかるといわれている。それくらい時間がかかる。

■フィードバッグが乏しい

食べ過ぎてしまったと後悔する経験は誰にもあるが、食べてしまったら、消化されるがまま。戻すことができない。そして、残念ながら、食べている最中に私たちの体から「基準超え」と警告が発せられることはない。

まずは適量、適切な食事を体験することから

食事については、ナッジ理論を使った社会的な取り組みをさまざまな場面で展開しなければ、**限界があるようだ**。実際、イギリスやオーストラリアなどでは、政府機関や大学が企業と取り組みを進め、パンの食塩摂取量を10年ほどの間に有意に減少させている。個々人やその周りの人々の努力や負担を強いているようでは、継続も難しい。

それを踏まえた上で、まずは知識として、満遍なく栄養を摂取でき、自分に適切なエネルギー量を摂取できる「食事」を知り、体験することから、始めてみないか。**より健康的な食事にするための初めの一歩として**。

CHAPTER 1

3

「バランスの良い食事」が目指すもの

「バランスの良い食事」はコストがかかる

「バランスの良い食事」「食事のバランス」「栄養のバランス」と**「バランス」**という言葉を使って、食事はこうあるべきだと言われ続けてきた。それは**「健康的な体をつくる」**ための食事ということであろう。体重に注力しているものではない。

ＦＡＯ（国際連合食糧農業機関）が２０２０年に出した「世界の食料安全保障と栄養の現状」のレポートでは、栄養に関して３つに分類し、そのコストを計算していた（図表１-１）。コストが最もかからないのは、十分なエネルギーを得るため、すなわち飢餓を回避するための食事である。主に穀類の摂取で、いわゆる**炭水化物を多く摂**

図表1-1 食事とそれにかかる費用

エネルギーを十分に取る

・毎日の活動のために十分なエネルギーを供給する
・飢餓回避
・主食としてのでんぷん

栄養を満遍なく十分に取る

・十分なエネルギー
・炭水化物、たんぱく質、脂肪、必須ビタミン、ミネラル
・栄養の『バランス』

より健康になる

・十分なエネルギーと栄養
・多様かつ多種類の食物・食品

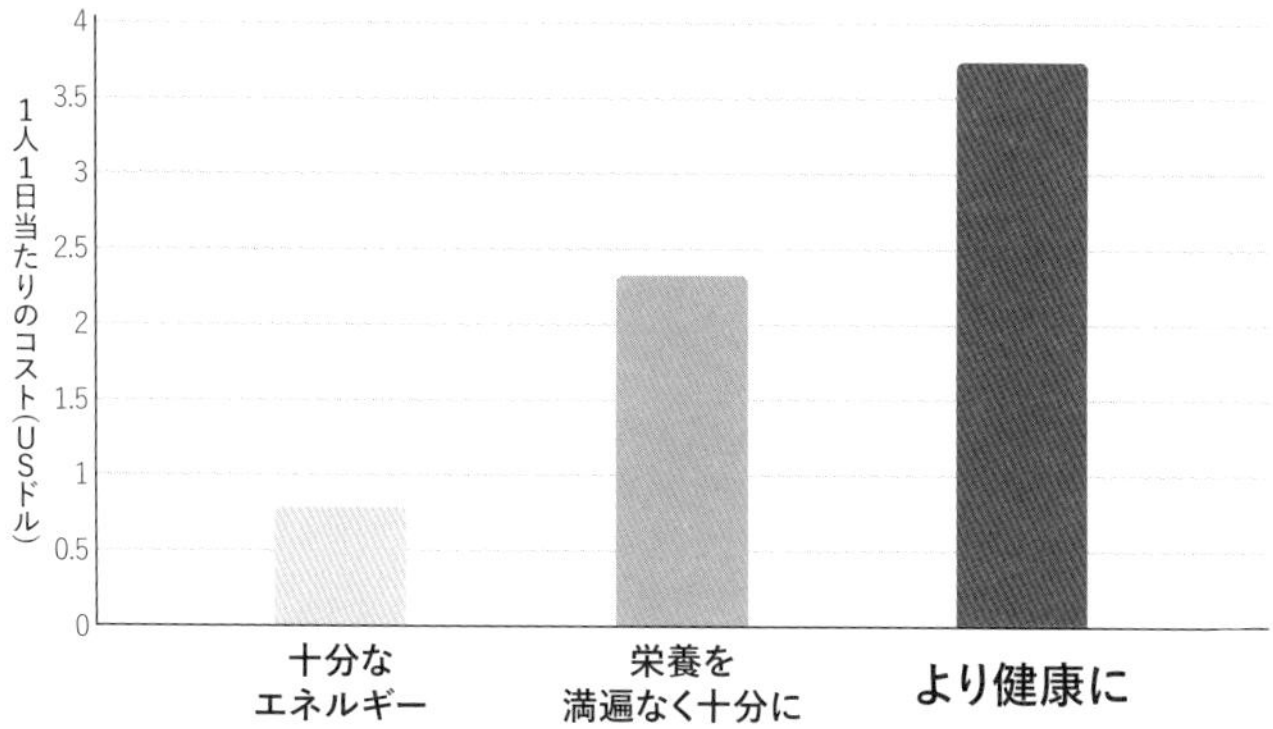

出典：FAO/The State of Food Security and Nutrition in the world 2020 p75.77より改変

取する食事。それよりも2倍以上コストがかかるのが、栄養を満遍なく十分に摂取する食事。いわゆる**栄養の「バランス」がとれた食事**である。またこの栄養の「バランス」は、さまざまな別の表現を用いて提唱されてきた。

「1日3食」「1日30品目」の落とし穴

「1日3食」が提唱されたのは、なんと1935年。国立栄養研究所の佐伯矩《さいきただす》医学博士が、食事は**「規則的に同量程度の3食をとるのが理想」**としたのである。どうやら、私たちには「規則的に同量程度」が抜け落ちて伝わっているようだ。

この「1日3食」という言葉は、2000年から厚生労働省が展開を始めた、21世紀において日本に住む一人ひとりの健康を実現するための、新しい考え方による国民健康づくり運動**「21世紀における国民健康づくり運動（健康日本21）」**の第二次計画（2013年）に突如登場する。次世代の健康として「朝・昼・夕の3食を必ず食べることに気を付けて食事をしている子どもの割合の増加」を指標として掲げたのである。しかしここにも**「同量程度」**の表現は抜け落ちている。食事の回数が重要なのか。

朝から菓子パンを食べていてもよいのか。この第二次計画の取り組み後の評価では、この指標の現状は「変わらない」と報告された。そして、第三次計画（2024年）ではこの指標はなくなっている。

以前は「バランスのとれたお弁当」のキャッチコピーにも見られた**「1日30品目」**。これは厚生省（現・厚生労働省）**「健康づくりのための食生活指針」**（1985年）において「主食・主菜・副菜」とともに提唱された。しかしその後、この指針が「食生活指針」（2000年）と改定された際に、それは突然なくなった。

例えば1日の食事の総量を意識することなく、これまで通りに食べた上に、30品目にするため、単純に品目数を増やしていたらどうなるだろうか。食べた総量は、必然的に増え、食べ過ぎとなり、体重は増加するであろう。栄養の「バランス」を品目数で表現したのだろうが、1日に食べる総量が示されていなかった。これまでと同じ量の範囲でとは伝わらず、意図とは異なる結果を招いたと考えられる。

「朝食を食べましょう」のエビデンスは意外にも弱い

「朝食を食べる」行為によって先に示した「1日3食」が達成されるため、これもまたバランスを指している。「朝食を食べる」ことは2000年以降の**「食生活指針」**、2000年の**「健康日本21」**に記載がある。また、2006年からの食育推進計画では、「朝食を欠食する国民の割合の減少」という目標が第四次計画（2021年）まで掲げられている。

農林水産省のホームページにある「朝食を毎日食べるとどんないいことがあるの？」では、「朝食を食べる習慣は、食事の栄養バランスと関係しています」と記述されている。このホームページにはその根拠になった論文一覧をエビデンステーブルとしてまとめている。その論文を見ると、すべてそれは**横断研究**であった。

研究には、その研究方法によって科学的根拠（エビデンス）の強弱がある（図表1-2）。実際にヒトを対象とした研究と、動物や細胞を対象とした研究では、ヒトを対象とした研究の方がエビデンスは強い。朝食が栄養のバランスをとることに有効であ

図表1-2 研究におけるエビデンスの強弱

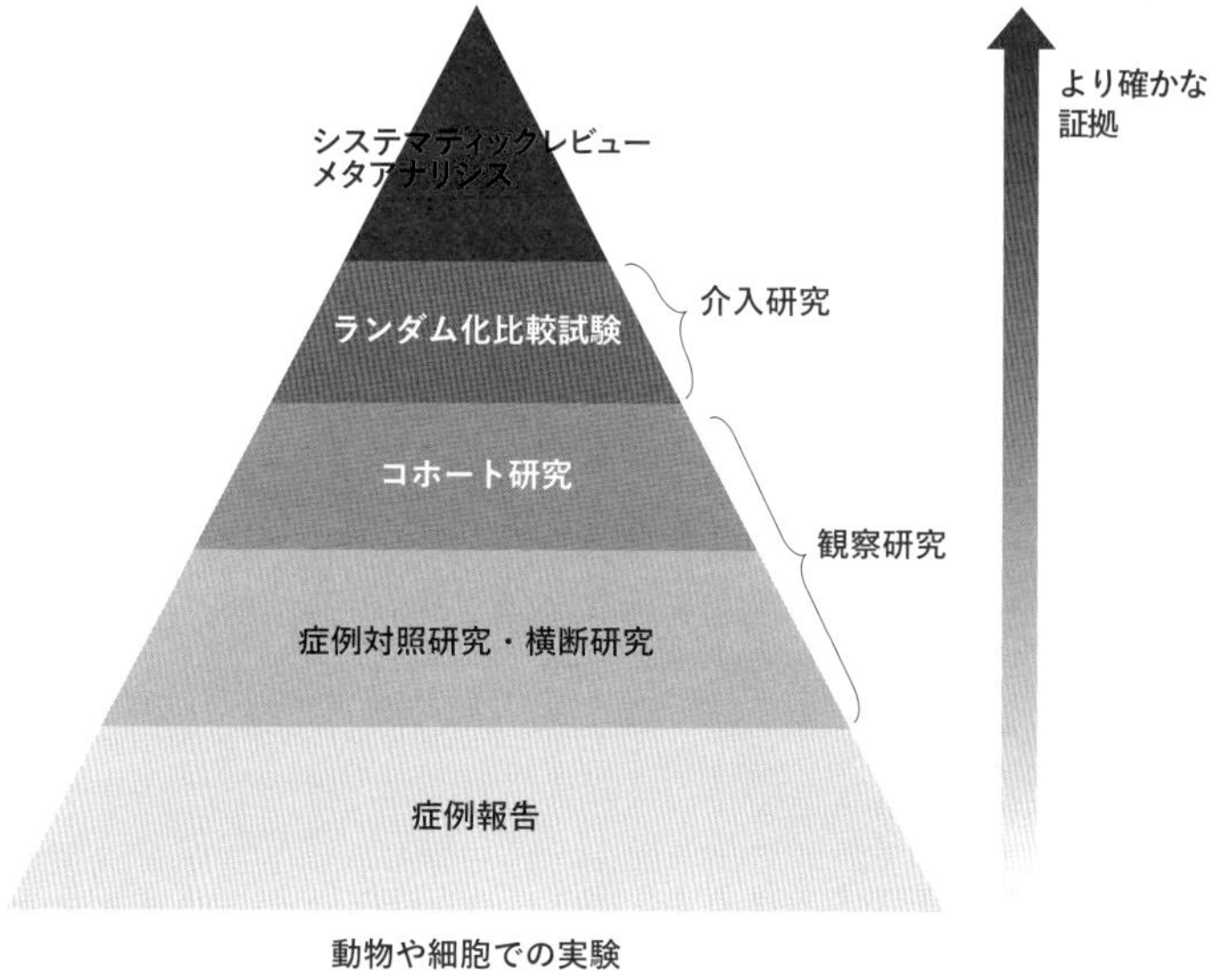

出典：環境省「子どもたちの健やかな成長のための『エコチル調査』子どもの健康と環境に関する全国調査『エコチル調査』成果紹介パンフレット」2024 p.29より改変

るかを確認するには、あるヒトの集団に一定期間朝食を食べてもらって観察し、実際に栄養バランスがどうか確かめるいわゆる介入研究が必要である。

しかし、示された複数の論文は、ある集団のある一時点での状況を調査した横断研究という方法であった。ならば**朝食と栄養のバランスの因果関係を明確に証明することは困難**であり、仮説として立てられたに過ぎない。正確にはとある健康な人たちの集団を見たら、その人たちは朝食を食べていたという事実が明らかになっただけのことである。

どのようにしてエビデンス、すなわち確かな証拠を得ていくのかは、4章を参照してほしい。

カレーライスは「主食・主菜・副菜」のどれか？

栄養のバランスとともに**「主食・主菜・副菜」**も多々目にする用語である。先に紹介した「健康づくりのための食生活指針」（1985年）に始まる「食生活指針」（2000年）、「健康日本21（第二次）」（2013年）および第三次（2024年）、また「食育推進基本計画」第三次（2016年）および第四次（2021年）、そして2005年に発表された「食事バランスガイド」に明確に記述されている。

私（堀口）は、特に定食のような和食にこだわって食事をしているわけではない。カレーライスやラーメン、パスタなどさまざまな料理を食べる。

さて、カレーライスは「主食・主菜・副菜」に分類できるのだろうか。「食事バランスガイド」では、カレーライスを**「複合料理」**とし、ごはんが主食、含まれる肉が主菜、そして野菜が副菜としている。しかし、肉が入っていない野菜カレーであれば、主食・主菜・副菜は整わない。ラーメンはどうだろうか。私だけでなく、フレンチやイタリアン、エスニック料理など今の日本ではさまざまな料理が食べられている。あくまで主食・主菜・副菜の考え方は、**和食が前提**なのではないか。

食育推進基本計画では、主食・主菜・副菜がそろったいわゆる和食のことを**「日本型食生活」**と記述している。これは1983年に農林水産省より提唱され、米飯を中心に、魚、肉、牛乳・乳製品、野菜、海藻、豆類、果物、茶など多様な副食などを組み合わせた昭和50年代ごろの食生活。その要素は、ごはんと汁にバラエティのあるおかずを組み合わせた「和食」の基本形としている。昭和50年代は、学校給食にハンバーグが出されるようになり、また果物の摂取量が増加していった時代である。ちなみに昭和50年代の食塩摂取量は1日14g。現在の推奨量男性7・5g、女性6・5g未満の約2倍。和食に偏ると塩分が多くなると栄養士に言われたことを実感する。

和食の基本を調べてみると「一汁三菜」と出てくる。「一汁三菜」は本膳料理という儀礼的な料理形式のことを指し、平安時代から室町時代の武家の礼法とともに発展し江戸中期に形式が整えられ、一汁二菜、一汁五菜、三汁七菜などもあるとのこと。

著名な料理研究家が一汁一菜で良いのだと言っているが、気軽に料理をとのメッセージである。日本型食生活（1983年）では「汁」が記述されているが、過去にさかのぼっても食生活指針や食事バランスガイドでの主食・主菜・副菜では汁については触れられていない。「主食・主菜・副菜」は栄養のバランスを考えた後から作られた用語であることが分かる。

変化する用語に翻弄される私たち

「食事バランスガイド」（2005年）は、「食生活指針」を分かりやすく具体的に実践するツールとして厚生労働省と農林水産省が提唱した（図表1-3参照）。**1日に「何を」「どれだけ」食べたらよいか**を考える際の参考にと、**食事の望ましい組み合わせとおおよその量**が掲載されている。意図はこの本と全く同じである。食育推進基本計画においてもその活用が期待されている。

このバランスガイドを見ると、主食・主菜・副菜以外に、牛乳・乳製品と果物が別途分類されている。今まではそれらはどこに入っていたのか、副菜だろうか。新たな分類である。用語に変化があるのは、私たちの食生活を反映させているからかもしれないが、なぜそうなったかの説明、これまで専門家が使っていた用語との関連性の説明がほしい。

農林水産省の調査（2022年）によれば「食事バランスガイド」の認知度は、内容まで知っている人は30％を超え、名前程度は知っている、を含めると70％を超えている。ならば「食事バランスガイド」を食事の選択（何を）に役立て、食べた量を把握できている人はどの程度いるのだろうか。現状は2009年2月の調査結果とほぼ変わっていない。すなわち指導にあたる現場の栄養士、そして改善の必要がある私たちにとって「使いづらい」から普及していないのではないか。

そしていまだに私たちの食事や食生活が改善されたと専門家からは評価されていない。私たちの問題なのだろうか。バランスのとれた食事、栄養のバランスを表現するだけで、多くの用語があり専門家もしっかりと使い分けをしているとは考え難い。本当に分かりやすいのだろうか。

食事バランスガイド

あなたの食事は大丈夫？

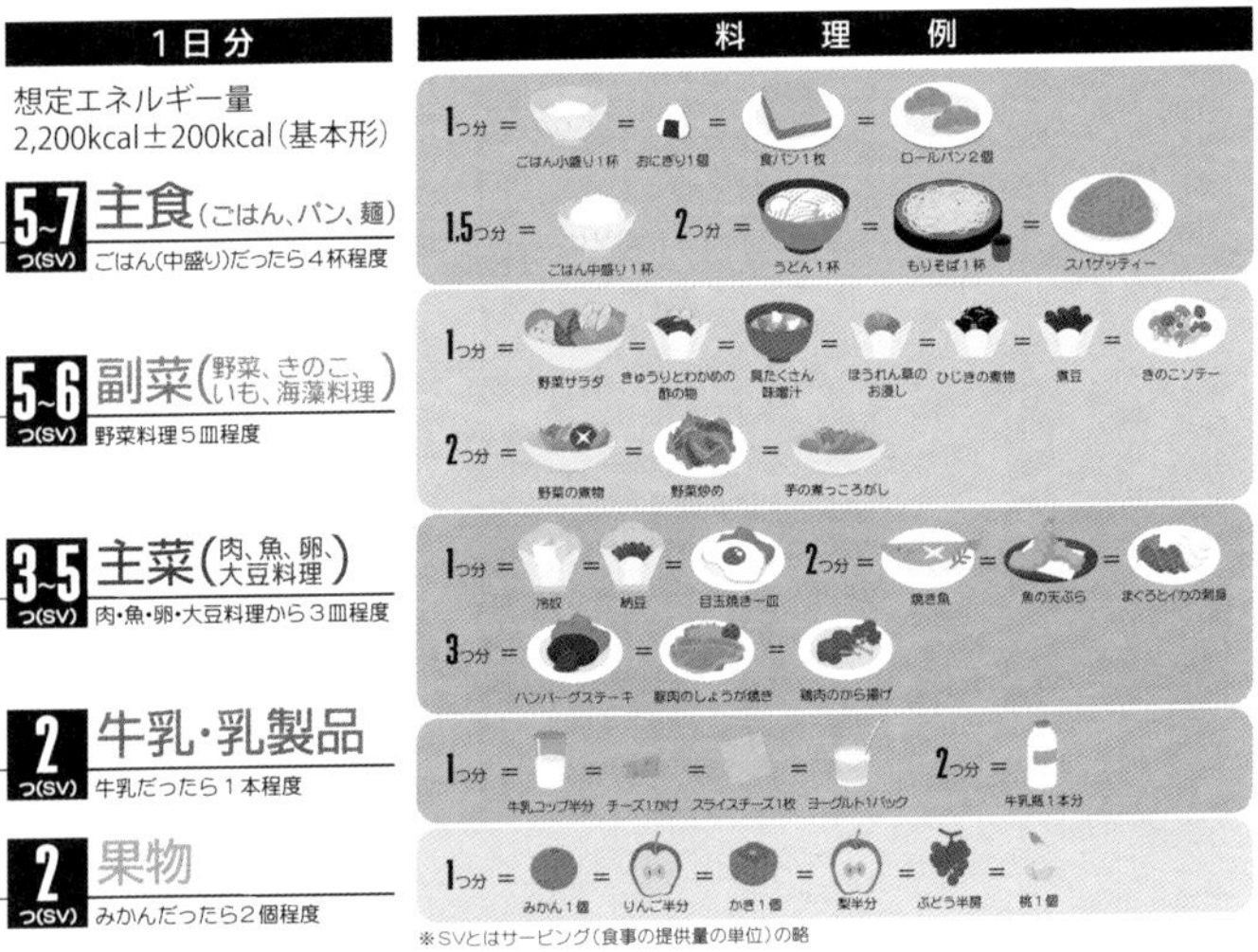

※SVとはサービング（食事の提供量の単位）の略

出典：厚生労働省、農林水産省

図表1-3 食事バランスガイド

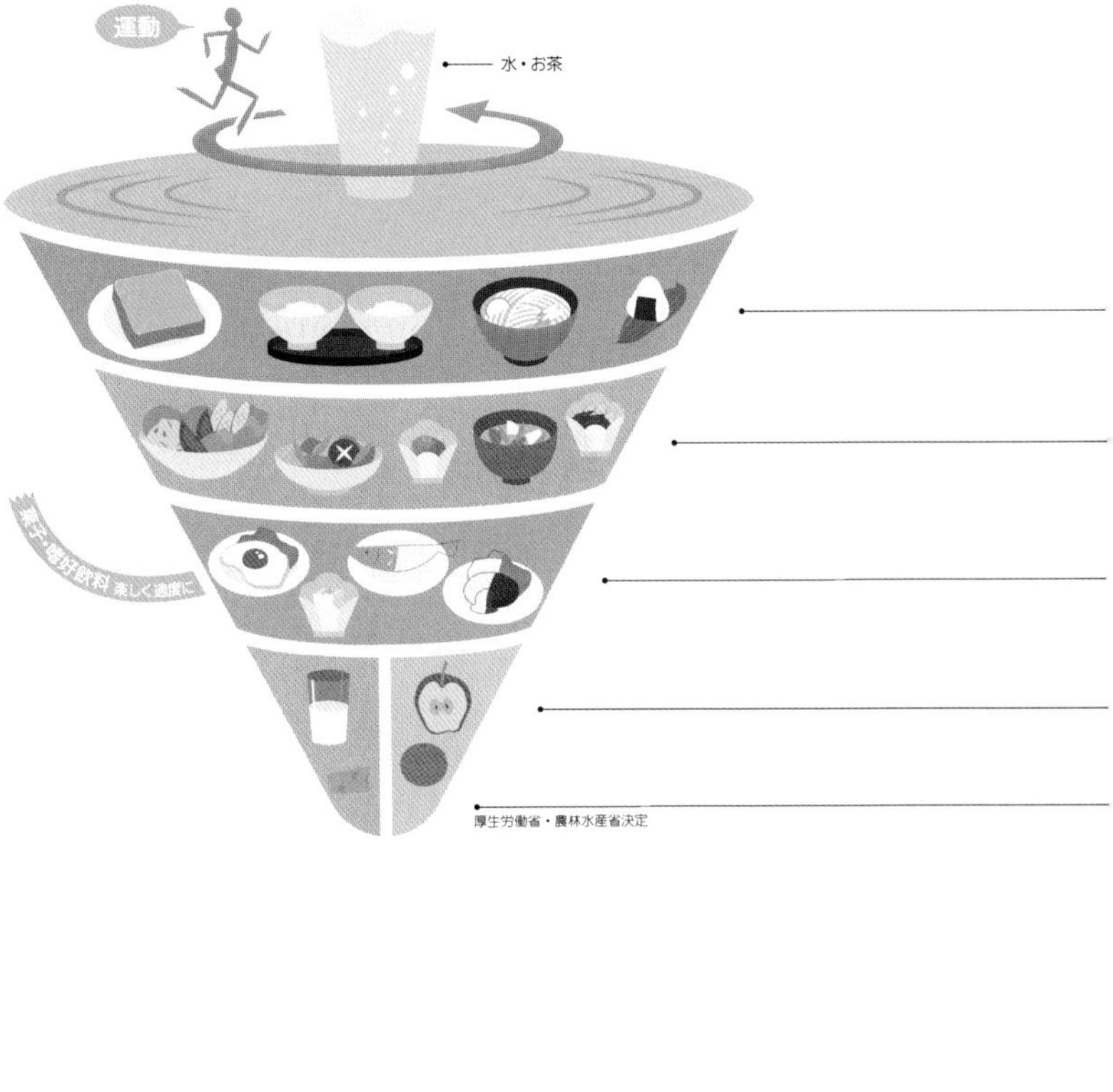

「朝、きつねうどん、昼、山菜そば、夜、ぶっかけうどん」が「バランス良い」？

「バランス良く食べていますか？」と聞かれて、「はい」と答えた50代男性。カルテに「食事内容ＯＫ」と書く管理栄養士。

これはとある企業での健診後、栄養相談での会話である。管理栄養士は会話をしながら血液データなどを見て、本当に栄養のバランスが良い食事が取れているのだろうか、と疑問に思い「どんなふうにバランス良く食べているのか教えてくださいますか」と質問。

すると男性は「だいたい、朝ごはんはカップのきつねうどんを食べています。お昼ごはんと晩ごはんは外食で、それぞれ山菜そばと、夜はぶっかけうどんを食べていきます。同じものを食べないように、いろいろバランス良く食べているんです。朝ごはんできつねだったから夜はたまごのぶっかけにしましたよ」と。

管理栄養士は**「バランス」の意味があまりにも自分たちが伝えてきたことと違い**、驚きを隠せず、そして聞いた私（平川）も唖然《あぜん》とした。人によっては、同じ主食であっても麺の種類が違っていれば「バランス」がとれていると表現し、また同じうどんであっても、メニュー名が違えば「バランス」がとれているとなる。望ましい食事としての「バランス」が栄養についてであることが伝わっていない人がいると分かった。

「バランス」を広辞苑で調べてみると、①つりあい。均衡「―のとれたメニュー」「―を崩す」②収支または貸借の均衡。と記されている。けれども栄養士が考えている「バランスのとれたメニュー」は**「栄養のバランスがとれているメニュー」**である。「栄養」の言葉は広辞苑によれば「栄養素」の意味を含む。一般には「栄養素」を「栄養」と言っている。また、「栄養成分」は「栄養素」を含み、栄養物質にはならない食物繊維やポリフェノールなどを含む用語である。

質問紙を用いた調査研究やアンケートにも安易に「バランスのとれた食事」と表現されている。どのように伝わっているのか実のところ分からない。栄養指導の対象者の話が特殊な事例とも思えない。多くの用語を使ってきたことも相まって、誤解が生じたり、また理解しづらかったりしているのではないだろうか。

2006年	2011年	2013年	2016年		2021年	2024年
			改定食生活指針			
		健康日本21第二次				健康日本21第三次
第一次食育推進基本計画	第二次食育推進基本計画			第三次食育推進基本計画	第四次食育推進基本計画	
		○				
○	○		○	○	○	
		○	○	○	○	○
			○			○
		○				
			○	○	○	
			○	○	○	
			○			
○	○			○	○	
○	○			○	○	
○	○			○	○	
			○			
		○		○	○	○

出典：各種資料より筆者（堀口）作成

図表1-4 食事について国からこれまで伝えられていること

年	1985年	2000年		2005年
政策 ＼ 用語	健康づくりのための食生活指針	食生活指針		
			健康日本21	
				食事バランスガイド
1日3食			○	
朝食		○	○	
1日30品目	○			
六つの基礎食品	○			
主食・主菜・副菜	○	○		○
腹八分目	○			
食事のバランス（の良い食事）		○		○
きちんとした食事、適量の食事	○		○	
和食（文化）				
栄養成分表示				
食事量			○	○
日本型食生活				
食事バランスガイド				
栄養バランス（栄養素のバランス、栄養のバランス）	○			
バランス（脂質）		○		
適正体重		○	○	

栄養の「バランスの良い食事」のためには「いろいろな食品を食べる」

日本では、生産者の努力などによって売られている野菜の種類が豊富。そもそも栄養成分も多くの種類があり、それぞれが種類の異なる野菜に含まれていたりいなかったり、また含まれていてもその量に違いがある。

栄養士は、野菜だけでなく、食べる食品一つ一つに対してそれに含まれる100g当たりの栄養成分とその量を「日本食品標準成分表」(文部科学省)から調べ、そして食べる量から各栄養成分の摂取量を計算する。この作業を食事のたびに必要としているのは、病者の食事。

そこで、栄養士は「さまざまな栄養を摂取する」ための簡易な方法として、**「いろいろな食品を食べること」**を推奨しているのだ。含まれているか否か、含まれている場合の各栄養素の量の多い少ないといったでこぼこは、さまざまな食品を長期的に摂取していれば、平均化され、そん色なくいろいろな栄養成分が摂取できる、と考える。それを**栄養の「バランスの良い食事」**と表現しているのだ。

CHAPTER 1

4

素人に栄養やカロリー計算は不可能

カロリー（エネルギー量）を推測で答える栄養士を信用してよいのか

私（堀口）は、入院して初めて栄養士が管理した食事を毎食食べた。小学校の給食は1日1食だったから、すべての食事とはならなかった。病院食は明らかにこれまでの自分の食事と違っていたことを実感。親が作っていた食事も栄養のバランスがとれ、適切なエネルギー量であったか甚だ疑問である。

両足骨折で動けないにもかかわらず、病院食だけ食べていたら、コロナ禍で太り過ぎていた体重が減っていったことは衝撃であった。いかに自分で食事をコントロールできていなかったことか。どうやってこの病院食を**栄養士の知識に至らずとも、そし**

て調理の技を持たずともできるようになるのか。それを管理栄養士の平川さんと一緒に考えていったのである。

栄養士に例えば和定食の写真を見せて「何キロカロリー（エネルギー量）くらいですか」とたずねると、すらすらと回答が返ってくる場合がある。どうやって計算しているのか。それは1人分のごはんの量や1人前の魚の量を学習し、それを基準として、目分量でおおよそのカロリー（エネルギー量）を山盛りや半分などと導き出している。

しかし、**一般人は1人分の標準のごはん量など知らない**し、飯わんに対して食べる量を決めているし、外食時の目分量も日常自分が食べているごはんの量に比べてどうか程度しか分からない。そして実際に自分が食べているごはんの量も、量った経験がなければ何gかは分からないだろう。思い出し法による食事調査では、肥満気味の人は自分の食事量を過小評価し、痩せ気味の人は過大評価する傾向がある。研究をしてきた立場からすれば、実際のレシピを知らずに目分量からの仮定の値を伝えてよいものなのだろうか、と思う。栄養士間での妥当性や信頼性はどの程度なのだろうか、と実測値との乖離《かいり》の程度が気になる。すなわち、正確に言えば「分からない」としか言えないのである。

「何をどのくらい食べるのか」から導いていく

私たちは、日常食べている食事について**「栄養のバランス」**と**「過不足ないエネルギー量」**の2つが求められている。「栄養のバランス」は**「何を食べるのか」**に関わる部分である。しかし、素人の私たちは、一つ一つの食材にどのような栄養成分が含まれているのか、調べないと分からない。そこで簡易に栄養のバランスがとれているか分かるようにと料理から栄養を見る「食事バランスガイド」が考案された。

過不足なくエネルギーを摂取することも重要で、それは**「どのくらい食べるか」**に関わる部分である。これまでその単位は**「キロカロリー」**だったが、第6次改定日本人の栄養所要量「食事摂取基準」（1999年）から**「エネルギー量」**と表記され、「食事バランスガイド」では**「1つ分」**（SV）といった単位で表現している（図表1−3、40ページ）。2020年に義務化された栄養成分表示では「エネルギー」または「熱量」と表記されている。

本来、栄養の**「バランス」**と**「エネルギー量」**は、食材そのものに何の栄養成分がどのくらい含まれているのか、そしてその食材のエネルギー量はどのくらいなのか、全てを調べて足し算するのである。ここでは個人の生物学的特徴や食材そのものの特徴となる吸収率は勘案しない。食材の「栄養成分」と「エネルギー量」は**「日本食品標準成分表」**で確認できる。これは、文部省（現・文部科学省）が1950年より食品に含まれる栄養成分の基礎的データ集としてまとめているもので、現在は第八訂。可食部100g当たりの数値で示している。これを使って栄養士たちは計算している。

私たちの食生活の現状は、外食や中食、また多くの加工食品を利用している。加工食品における栄養成分表示の義務化によって、熱量（エネルギー量）やいくつかの栄養成分が表示されるようになった。外食も、全国展開するようなセントラルキッチンから規格化された料理を提供する企業などは、サービスとしてメニューに栄養成分表示にならった記載をしているのを見かける。

「果物」「牛乳・乳製品」が特別視されるワケ

「食事バランスガイド」では、料理を**「主食」「主菜」「副菜」「牛乳・乳製品」「果**

物」の5つに分類し、それに該当する何かしらをすべて1日に食べなければバランスがとれた食事をとっていることにはならない。なぜなら「バランス」を駒として表現し、どれか1つが欠けたら、その駒が倒れてしまうから。5つの分類のうちの「牛乳・乳製品」「果物」は先に述べた「一汁三菜」や和食では特に触れられていないため、栄養のバランスがとれていなかったのかという疑問がわく。

果物を見ると、「国民健康・栄養調査」(厚生労働省)の最新結果(2019年)では、1日平均摂取量は98・9g。食事バランスガイドの推奨量は約200gだから、**約半分**である。20代から40代が約50g、100gを超えるのが60代である。また1日**0g**の人が全体で38・3%占めており、各世代その割合が最も多い。20代から40代では50%以上が1日0gである。

中央果実協会「果物の消費に関する調査」(2020年)では、週5以上摂取している人は全体で25・8%。20代や30代では20%に満たず、年齢が上がるとともに割合は増えるが、50代で30%しかない。また「毎日は摂らない理由」として「他の食品に比べて値段が高い」「日持ちがせず買い置きができない」が3割を超える。

果物が「値段が高い」と指摘されている食品ならば、先に述べたように(図表1-

1、31ページ）それは**「より健康になる」ための食事**と今の日本では考えられる。なぜ必要なのかは、第4章を参照してもらいたい。

第三次食育推進計画には「栄養バランスに配慮した食生活を実践する国民を増やす」との目標が掲げられ、2015年の調査では57・7％が実践できているとの結果。しかし、先の国民健康・栄養調査で果物を1日200g以上摂取しているのは18・1％に過ぎない。自己評価には栄養のバランスのなかに果物が認識されていないのではないか。

牛乳・乳製品は「食事バランスガイド」の解説では、主にカルシウムの供給源と明記されている。そして、日本人の食事摂取基準（厚生労働省）で注目されているのがカルシウム。それをあえて料理で表現しようとして追加されたのであろう。

分類が複雑な「食事バランスガイド」

「食事バランスガイド」の料理例だが、例えば野菜だけ、を使った料理であればシンプルに「副菜」の野菜だと分かるが、最近のレシピサイトなどの料理は、一品に肉も野菜も入っている。その分量が同等であったとしたら、どこに、どちらに分類すればよいのだろう。

「主菜」のハンバーグに付いてくるブロッコリーやミニトマトなどの野菜は無視して考えて良いということだろうか。日本食品標準成分表を使って栄養成分を計算した場合と、1日という全体で考えたらその差異は無視できる範囲という専門家の判断だろうか。どの程度ならば無視してよいのか、専門家の「案配《あんばい》」が分からず私（堀口）の頭を混乱させる。かといって私には日本食品標準成分表から栄養成分を計算する時間もないし、時間があったとしてもとても面倒である。

栄養士の頭の中で行う栄養価計算

栄養士の栄養価計算は、「日本人の食事摂取基準」（厚生労働省）と「日本食品標準成分表」（文部科学省）を使用している。

例えば、菓子パンとコーヒーのような生活では必ずといっていいほど不足する栄養素にビタミンAがある。日本人の食事摂取基準によれば、1日当たりのビタミンAの

図表1-5 ビタミンAの推定平均必要量と推奨量

ビタミンA	推定平均必要量（μgRAE）		推奨量（μgRAE）	
	男性	女性	男性	女性
30～49歳	650	500	900	700
50～64歳	650	500	900	700
65～74歳	600	500	850	700
75歳以上	550	450	800	650

出典：厚生労働省「日本人の食事摂取基準」（2020年版）

栄養価計算はさまざまな知識と条件を考慮して行われるため、素人には困難である

推定平均必要量は各年齢および性別で異なる値が示されている（図表1－5参照）。一方、実際の摂取量は、1日の平均543・1μgRAE（2019年国民健康・栄養調査）。食品群別の摂取量で見ると、野菜類からの摂取量が最も多く、次いで肉類、卵類、乳類の順である。

ビタミンAは、主要成分としてレチノール系があり、またビタミンAの前駆体（ある特定の物質よりも反応段階的に前に位置する物質）であるプロビタミンAとしても摂取可能である。レチノールには、目や皮膚の粘膜を健康に保ったり、抵抗力を強めたりする働きがある。また、視細胞での光刺激反応に関与するロドプシンの合成に必要な成分であり、薄暗いところで視力を保つ働きがある。最近ではレチノールが上皮細胞で発がん物質の効果を軽減するといわれている。

プロビタミンAには、カロテン、クリプトキサンチンなどがある。また、カロテンにはβ（ベータ）型の他にα（アルファ）型、γ（ガンマ）型、クリプトキサンチンなどがある。ビタミンAの効果が最も高いのはβ-カロテンといわれているが、すべてがビタミンAに変換されるわけではなく、吸収効率やビタミンAへの変換率を考慮すると、β-カロテンはレチノールの6分の1の効力に相当すると見積もられている。これらを加味し、ビタミンAはレチノールだけでなく、プロビタミンAの合計値でレチノール当量として、栄養価を計算する。

食材に含まれている多くの物質については、専門的知識がないと分からない。簡易に調べることができない。日本食品標準成分表に記載されている栄養成分までしか分からない。そしてまたそれぞれの吸収効率や変換率までを考慮して行われる栄養価計算は、素人には無理である。

「1つ分」「栄養素」「キロカロリー」……食べるべき量の求め方が分からない

2005年より発表されている「日本人の食事摂取基準」（厚生労働省）からキロ

カロリーではなく、推定必要エネルギー量が、性、年齢、そして活動量別（図表1－6参照）に示されている。その表から自分自身の推定必要エネルギー量が分かる。エネルギー量（熱量・カロリー）は、食べた食事の重量から計算される。

「食事バランスガイド」を使って食べる「量」を把握してみよう。ごはんの小盛り1杯が「1つ分」（SV）とあるが、日本の飯わんの大きさはとてもバラエティに富み、4寸《すん》（直径約12㎝）、3・8寸（直径約11・5㎝）、3・6寸（直径約11㎝）が一般的とのこと。自分の飯わんの大きさを認識している人はどのくらいいるのだろうか。最近は平わんといって、直径は大きいが浅いわんまである。小盛りといっても、飯わんの大きさが違えば量が異なるはず。すなわちエネルギー量は異なる。

野菜炒めも1人前が何gなのであろうか。栄養士には常識である1人前の量も、一般人に知られているとは限らない。ハンバーグステーキの肉の量は1人前何gが標準なのであろうか。ちまたにあふれるハンバーグのレシピを見ても、その肉量はさまざま。そしてハンバーグに玉ねぎが含まれていたり、いなかったり。またその量も千差万別。それらすべて勘案しても「主菜」「3つ分」（SV）ということなのか。豆腐ハンバーグは一般的には「ヘルシー」といわれ、肉と同じ重量の場合、エネルギー量が肉の場合より少ないと認識されているが、同じ「3つ分」（SV）なのだろうか。

新たに示されたその単位に、自分が日常食べている料理を当てはめられない。ましてフレンチやイタリアン、中華料理などの外食の場合はますます困難である。

何より「1つ分」（SV）の説明を見ると、**「主食」では「主材料に由来する炭水化物**約40g」と書いてあり、栄養素に戻る。そして秤《はかり》で量っただけでは分からない炭水化物を日本食品標準成分表から算出しなければならない。しかし**「副菜」は「主材料の重量**約70g」と野菜の重量そのもの。やはり複雑としか思えないのである。毎日の食事を当てはめていくことが私（堀口）にはできなかった。ちなみに「1つ分」（SV）のSVは、サービング、「一皿」を意味している。これは、諸外国におけるフードガイドで示された料理を単位とした表現に由来しており、米国における健康増進運動「5 A DAY（ファイブ・ア・デイ）」での栄養プログラムに通じるものである。

活動レベルによって、性、年齢が同じであっても推定必要エネルギー量が異なる。

一般的な人の活動を、活動レベルⅡ（座位中心の仕事だが、職場内での移動や立位で

女性		
I	II	III
—	500	—
—	600	—
—	650	—
—	900	—
—	1,250	—
1,250	1,450	1,650
1,500	1,700	1,900
1,850	2,100	2,350
2,150	2,400	2,700
2,050	2,300	2,550
1,700	2,000	2,300
1,750	2,050	2,350
1,650	1,950	2,250
1,550	1,850	2,100
1,400	1,650	—
+50 +250 +450	+50 +250 +450	+50 +250 +450
+350	+350	+350

状態で過ごしている者にも適用できる値である。

又はBMIを用いて評価すること。
康の保持・増進の観点からは、身体活動量を増加させる必要がある。

出典：厚生労働省「日本人の食事摂取基準」（2020年版）策定検討会報告書（P.51～P.105）

図表1-6 推定エネルギー必要量（kcal/日）

性別	男性		
身体活動レベル[1]	I	II	III
0～5（月）	—	550	—
6～8（月）	—	650	—
9～11（月）	—	700	—
1～2（歳）	—	950	—
3～5（歳）	—	1,300	—
6～7（歳）	1,350	1,550	1,750
8～9（歳）	1,600	1,850	2,100
10～11（歳）	1,950	2,250	2,500
12～14（歳）	2,300	2,600	2,900
15～17（歳）	2,500	2,800	3,150
18～29（歳）	2,300	2,650	3,050
30～49（歳）	2,300	2,700	3,050
50～64（歳）	2,200	2,600	2,950
65～74（歳）	2,050	2,400	2,750
75以上（歳）[2]	1,800	2,100	—
妊婦（付加量）[3] 初期 中期 後期			
授乳婦（付加量）			

1　身体活動レベルは、低い、ふつう、高いの三つのレベルとして、それぞれ、I、II、IIIで示した。
2　レベルIIは自立している者、レベルIは自宅にいてほとんど外出しない者に相当する。レベルIは高齢者施設
3　妊婦個々の体格や妊娠中の体重増加量及び胎児の発育状況の評価を行うことが必要である。
注1：活用に当たっては、食事摂取状況のアセスメント、体重及びBMIの把握を行い、エネルギーの過不足は、
注2：身体活動レベルIの場合、少ないエネルギー消費量に見合った少ないエネルギー摂取量を維持することに

の作業、接客など、あるいは通勤、買い物、家事、軽いスポーツなどのいずれかを含む場合）として、「日本人の食事摂取基準」から推定必要エネルギー量を見ると（図表1-6、58ページ）、「男性12～64歳のふつう以上」では2600から2800と「食事バランスガイド」に記載されている想定エネルギー量（2200±200キロカロリー）の基本形の範囲内にない。そのため実際に「食事バランスガイド」を使用するには、チェックチャートで確認する必要がある。

また、この**活動レベル**があいまい過ぎると感じている。中学生の頃、音大付属高校受験のためにピアノを平日1日4時間、休日には8時間弾いていた。いろいろあって受験はやめたのだが、この練習をやめたとたんに8キロも太り驚いた。代謝も活発な年齢、かつ座位。親友の陶芸家は病後の栄養指導で1日1500カロリーにと指導を受け、痩せた。しかし、その食事では作品がつくれない、考えることができないと言う。これらをどう説明し、そして活動レベルをどう考えればよいのだろうか。座位の作業といっても、決められた単純作業ではなく、集中して頭を働かせ、同時に手先を動かしている場合はどうなるのだろう。

日本人の食事摂取基準で示された活動レベルは、いわゆる「動作」だけを考えて示されているもの。**頭脳労働は考慮されていない**。そのため個人の活動レベルについては、専門家であっても深掘りしてたずねないと分からないのである。

一方、熱量（エネルギー量）や栄養成分そのものが示されているのが「栄養成分表示」（図表1−7）である。食品表示法によって栄養成分表示を管轄している消費者庁は、消費者に向けて栄養成分表示を活用してみませんか？と呼びかけるパンフレットを作成。では、その内容を見てみよう。栄養成分表示からエネルギー量と栄養バランスを確かめていく方法が記載されている。実際には、栄養成分表示のない食品も摂取しているため、1食または1日分を換算するには、やはり手元に日本食品標準成分表が必要となる。これは栄養士レベルの話ではないか。

食べる量は「g」で考えるのが正解

分かりやすいとされた食事バランスガイドも栄養成分表示との組み合わせができないし、主食・主菜・副菜の日本型食生活でない場合は分類が困難。アプリを使ってエネルギー量や栄養素を推計し、バランスを見る方法もあるが、アプリにエネルギー量

図表1-7 栄養成分表示

食品表示制度における栄養成分表示

【義務表示】
食品表示法により、表示が義務付けられた5つの項目である。これらは、生活習慣病予防や健康の維持・増進に深く関わる重要な成分である。
※熱量はエネルギーと表示できる。

【表示の単位】
100g 当たり、100ml 当たり、1 個当たり、1 食分当たりなど、それぞれの単位ごとに栄養成分の含有量が表示される。

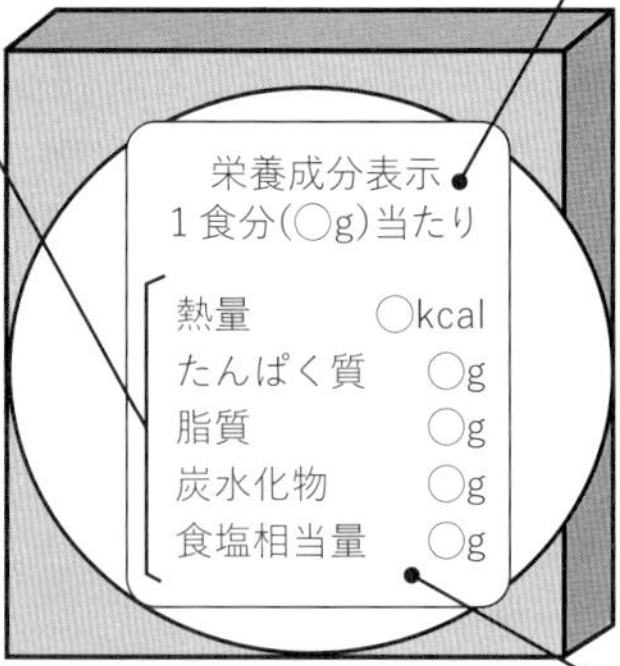

ナトリウムの含有量は食塩相当量として表示。

高血圧予防の観点から、食塩摂取量の目標と比較しやすくなった。

【推奨表示】
脂質のうち「飽和脂肪酸」、炭水化物のうち「食物繊維」は、日本人の摂取状況や生活習慣病予防との関連から表示することが推奨される成分である。

【任意表示】
ミネラル（カルシウム、鉄など）、ビタミン（ビタミン A、ビタミン C など）、n-3 系脂肪酸、n-6 系脂肪酸、コレステロール、糖質及び糖類は、任意で表示される。

出典：消費者庁

や栄養成分のデータが入力されていない食事を食べている場合もあるだろう。また、1つの料理も代表的なエネルギー量や栄養成分量で代用しているであろう。写真で判別するようなアプリの場合は、器のサイズもまちまちだから、その量の測定も誤差が出てくるのではないか。実際の計算した値とどの程度差異があるものなのだろうか。

いずれの方法にしても毎回測定する、計算する、当てはめるのは面倒である。これらよりももっと簡易に、自分自身の食事の栄養バランスやエネルギー量を認識することはできないのだろうか。

ヒントは、目の前にあった。2000年から厚生労働省が提唱している健康日本21には、**1日に食べる野菜の量として「350g以上」**との目標が定められている。野菜ジュースのパッケージなどに記載されているのを見たことがある人もいるだろう。「野菜」は日常用語、「g」は秤があれば測定できるし、目分量や体感も使えそう。「g」で示されたものがないかと探してみたら、厚生労働省**「授乳・離乳の支援ガイド」**があった（図表1-8参照）。離乳食はそれこそ、誰でも作れるようにと考えられているから「g」なのではないか。そして、分類を見ると「穀類」（主食に相当）「野

CHAPTER 1

5

健康的な食生活を目指す土台づくりの始め方

「栄養を満遍なく取る食事」を目指す

健康は人生のすべてではない。しかし、健康を損なうことは心身だけでなく社会的にも支障をきたしかねない。そして、日々の食が重要だったと気が付くのは、多くの場合、健康を損なったときか中年期を過ぎたころから。だからネットでさまざまな栄養情報を目にしたり、耳にしたりして、健康オタクとは言わないまでも健康情報、ダイエット情報を収集しているビジネスパーソンは少なくないのではないだろうか。

しかし、なかなか日常の生活に組み込められずに挫折。また、効果が表れない、感じられていないかもしれない。普段運動をしていない人がいきなり走ってみたところで、翌日から健康になれるわけではない。食事も同様である。**健康は日々の積み重ねの結果**。長い目で考えて取り組み、自分の生活の習慣にしていくものである。

FAO（国際連合食糧農業機関）が2020年に出したレポートに、食事とそれにかかる費用に関するグラフが掲載されていることは先述した（30ページ）。図表1−1に示された3つの食事の目的別に説明しよう。

①エネルギーを十分に取るための食事は、飢餓状態にならないように、また飢餓を克服するための食事である。栄養を考える余裕はないが、とにかく生きていくために必要なエネルギーを取るということだ。

次の**②栄養素を満遍なく取る食事**は、最低限の栄養を取ること。菓子パンやうどんだけといった偏食を避け、魚や肉、野菜も食べ、満遍なく栄養を取ることにつながる食事だ。

③より健康を目指す食事は、普段の生活で不足しやすいものやプラスアルファで健康効果を高めたい食品や食材を食事に取り入れること。例えば、雑穀、亜麻仁油、ナッツなどの食品を、栄養が満遍なく取れる食事に加えて摂取することである。

食事は、エネルギーに始まり、栄養を満遍なく摂取し、加えてより健康になるための食品や成分を摂取する、というステップを踏むのである。図表1−1にあるように、ステップを踏むにつれ、その**コストがかかる**。

例えば、こども食堂の利用者や給食費が払えないような家庭の児童生徒には、①エネルギーを十分に取るための食事も考えなければならない。それでは、エネルギーは十分で、むしろ過多になりダイエットに励む人もいるが、②の栄養素を満遍なく取ることはできているだろうか。いきなりより健康になろうとして、③のナッツやオイルを加えてみたところでその効果はいかほどか。読者は、栄養を満遍なく取れている自信があるだろうか。

より健康を目指すためには①のエネルギーに関連して、その適切なエネルギー量と、②に関連して栄養を満遍なく摂取する食事による「食生活」を送っていなければならない。そこで、この本の第2章において、③のより健康を目指す食事の食品や成分の紹介と解説ではなく、**より健康を目指すための土台づくり**となる食生活の**①エネルギー**と**②栄養**について、皆が実践できるよう具体的に提案する。そして、より健康になるために、第4章を参照してほしい。

したがって、すでに食事バランスガイドやその他自分なりの方法で、適切なエネルギー量を取り、栄養のバランスがとれる食事をしている人に、提案するものではない。

太らない食生活「5つの考え方」

前述したが、私（堀口）は調理が苦手。それでも、**外食も中食も利用しつつ太らない食生活**を2年以上継続できている。なぜならその方法が、手段にとらわれない考え方を基にしているから。

それは、5つに集約される。

1、**食事を考える基本の単位**は1食でなくて、**1日**で考える
2、栄養ではなく、**食品**や**食材**で考える
3、**3つの食品群**で考える
4、3つの食品群のそれぞれの**量（g）**で考える
5、**感覚**を利用する

「考える」作業が中心で負担を強いる。そのため、今後は個人の問題としてだけでは

なく、考えて食べる負担を減らすにはどうしたらよいのか、前述したようにナッジ理論を使い、社会全体での取り組みが必要不可欠であろう。また4と5では、自分自身の感覚を使う必要がある。順に解説する。

食べ過ぎたときは、3日や1週間のうちで調整する

食事バランスガイドもよく見れば1日単位だ。しかし、外食をすれば食べ過ぎてしまうことが多いため、**3日くらい**で調整する。お正月などの長期休暇や、旅行に出かけたりすればその土地土地の産物を堪能するなど、いつもより間食を含め多く食べている。その場合は、その後の**1週間くらい**で調整する。

一般には、栄養士と違って詳細な栄養に関する知識は持たない、または偏っていることがある。私（堀口）は詳しく学ぶつもりもなく、そこまで興味がないのも事実。大学で学んだ内容も、研究が進み情報をリニューアルしなければならないが、ニュースにでもならない限り、できていない。何より栄養を考えて食事を楽しむ、ということがない。食材や食品、味、雰囲気などを楽しんでいる。楽しくないと継続は難しい

ので、栄養ではなく、**食品**や**食材**で考えたい。

3色食品群でシンプルに考える

日本には季節によって異なるさまざまな食材がある。現在、日本の市場に出荷されている野菜の数は約130種類程度と推定されている。それらは最近の農業技術の発展から、年中手に入れることができる。しかし、それら多くの食材一つ一つに含まれているさまざまな栄養成分に関する知識を持つ一般人はまれだ。栽培している農家は、自分の畑でとれている野菜に含まれている栄養成分とそれがどのくらいの量なのか知っているものなのだろうか。

私たちは、最低限何を覚えればよいのだろうか。栄養士の口から発せられる栄養成分の名称そのものを聞いただけで、それを拒絶してしまったり、分かったふりをしている人もいるであろう。それは専門家にとっては日常用語であろうが、私たちにとっては「きゅうり」「トマト」といった意味を持つ単語ではなく、見たこともないので、記憶に残りづらい。

私たちの記憶に残るには、シンプルになるべく3つにまとめることとビジネスの世界などでいわれている。ならば、保育園・幼稚園や小学校で学習した食品群による分類、いわゆる**3色食品群（図表1-9）**が当てはまるではないか。これは、1952年に広島県庁の岡田正美技師が提唱し全国に広まった。現在でも食育活動の中で、小学校低学年、保育園や幼稚園で用いられている。

カロリー（エネルギー量、熱量）はすでに日常用語になっており、体重とともに気にしている人は多いだろう。しかし、目の前に食品を置かれても、栄養成分しかりカロリーは見えず、言い当てることができない。カロリーの計算は、食品、食材の量（g）から導き出しているのだから、**量（g）**でよいはずだ。

どんなに栄養のバランスがとれた適切なエネルギー量の食事でも、**満腹感**や**満足感**が得られるかどうかは、また別の話である。満腹感や満足感が得られなければ、その食事を継続して受け入れることができない。

過去に実践したダイエット法の中には、満腹感や満足感を得られずに挫折した方法もあるのではないか。ならば、心理学などの研究を応用して満腹感や満足感を得られ

図表1-9 3色食品群

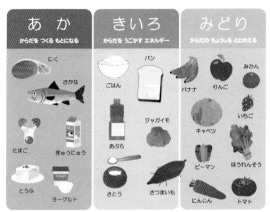

出典：厚生労働省／（作成：りうん／PIXTA）

るように工夫すればよい（後述）。残念ながらこれまでの栄養指導で、満足感や満腹感を得るためにどうしたらよいかなど、アドバイスをもらったことがない。

この本は、誰彼にダイエットを勧めているのではない。私は病院食を食べるまで**「1日分の、栄養のバランスがとれた適切なエネルギー量の食事」**を知らず、かつ体験したことがなかった。これまで多くの栄養の専門家と研究や食事をする機会があったにもかかわらずだ。読者の方々は、自分自身にとって健康を目指した食事がどのようなものなのか、ご存知だろうか。それがどのような食事なのか、をなるべく平易に解説しているのだ。そして、ぜひ、一度は前述（69ページ）の1から4までを参考に試してもらいたい。さらに、その食事を続けていきたいならば5を検討してほしい。

より健康になるための情報はあふれている。それらを取り入れた際に、より効率的効果的になるための基本の食事について、1から5それぞれ詳細に解説を始めよう。

CHAPTER

2

古くて新しい
「痩せる食生活」実践法

CHAPTER 2

1

新・3色食品群と食べる「量」で食事改革

目に見えないカロリー（エネルギー量）、見えている食品・食材

食事を選ぶとき、献立やメニューを眺める。同じメニューでも例えば、スパゲティミートソースも、当然のことながら店舗によって具材や全体の量、また作り方が異なっている。メニューにカロリー（以下、エネルギー量）が表記されている場合もある。エネルギー量を見て少ないものを選ぼうと考えることもあるだろう。その1食のエネルギー量を減らすだけでよいのか、どのくらい減らさなければならないのか、分かって食べているだろうか。

1日の食事おのおのすべてのエネルギー量が分かることはほとんどない。栄養士が

計算してくれていてこそ分かるのがエネルギー量。残念ながら毎食栄養士のお世話になることは、病院に入院しない限りない。

エネルギー量は目に見えない。見えないものを基準に考えられるのか。私たちに見えているのは、**食品**や**食材**。ならば食品や食材を基に日常「分かる」もので考えるべきである。

目の前の「1食」ではなく「1日」単位で考える

会社でのランチタイム。今日は何を食べよう、今日のお弁当のおかずは何だろうなど、あなたは食事前に何を考えているだろうか。栄養のバランスだろうか。昨日食べた食事だろうか。夜の会食の食事を考えているのだろうか。私たちは、その**1食**で何を食べたいかを考えて、買い物をしたり、食事をしたりしている。

しかし、実は栄養士の頭の中では**同時に「1日の食事」**を考えている。さらに、その1日を7日分、すなわち1週間の献立として、魚・肉・大豆・大豆製品が重ならないように、同じ味付けが続かないように、そして野菜の種類も少しずつ変えたりして、工夫する。1カ月で、より多様な食品を取れるように、すなわちいろいろな栄養成分が補えるようにと考えている。

食事バランスガイドを見ても「1日の食事」で成り立っている。すなわち1食ではなく、**1日単位で食事を考えなければ健康を目指す食事にならない**ということである。そういえば野菜についても、健康日本21の目標として、1食ではなく「1日」350gとなっている。

「穀類」「たんぱく質」「野菜」、食品を3つに分かりやすく分類する

カロリー同様、食品や食材に含まれる栄養素は、私たち誰にも見えない。しかし、この見えない栄養素とその働きについて、幼い頃に学習している。それが**「3色食品群」**（図表1–9、73ページ）である。

「3色食品群」は、食品が持つ栄養素の働きの特徴によって、食品を「赤色・緑色・黄色」の3つに分類したもの。当初の分類による食品の色分けは、信号と同じで、より注意が必要な「赤色」は血や肉になるもの、注意は「黄色」の熱や力になるもの、

そして「緑」の体の調子を整えるもの、である。3色をそろえて食べることで、栄養のバランスが良い食事になる。栄養素の働きから見るのではなく、3つに分類された食品群から見るように見方を変えれば、栄養を考えずとも構わないわけである。筆者たちは**現代の食生活に合わせ**、これに倣って、食品を3つに分類した。

現代の私たちは**エネルギー量の過多**になりがちであり、**より注意すべきもの、皆が気にしているもの**として「黄色」を**「ピンク」**に。そして最近注目を浴びているたんぱく質に相当するものとして「赤色」を**「青」**に。類似しているが新しい分類、すなわち**仮に「新・3色食品群」**として混乱を避けるため色を変えた**（図表2－1）**。

■ピンク：穀類

いわゆる**主食**といわれている食べものである。米、麦、そばなど。エネルギー源と考える。

本来はいも類やトウモロコシも含むが、現代の食生活ではそれを毎日食べる人もいないだろうし、現代では**エネルギー源として摂取していない**ためここには含めない。それらは「緑：野菜など」に含める。

図表2-1 **新・3色食品群**

穀類	魚・肉・卵	野菜等
ごはん パン 麺類　等	牛乳・乳製品 豆腐 納豆	きのこ 海藻類

出典：筆者（堀口、平川）作成

■青：魚・肉・卵・大豆・牛乳・乳製品

乳製品について、日本人の牛乳摂取量は諸外国に比べて少ないこと、そしてカルシウムばかりに注目がいくがたんぱく質が豊富な食品であることから、肉類などと同じに分類し、当初の分類から変更していない。

■緑：野菜類

きのこと海藻類も厳密にいえば野菜ではないが、含めている。要するに、ピンクと青以外をここに含める。

分類した群の数を多くすると煩雑になる。そして結局それが「実践できない」ことにつながってしまう。保育園・幼稚園児や児童が学べた3つの群であれば、誰もが覚えられる。

たんぱく質不足解消に牛乳という選択肢もアリ

ちなみに、牛乳・乳製品は**カルシウム供給源**としてよく知られているが、実はそれ以外にも私たちの健康維持に欠かせない多くの栄養成分が含まれている優れた食品である。

牛乳・乳製品には**たんぱく質**や、**脂質**、**ビタミン**、**ミネラル**が豊富。しかしながら、牛乳・乳製品はカルシウムの話題ばかり。なぜだろうかと考えたとき、昔、病院勤務したての頃の、牛乳の献立上の役割についての上司とのやりとりを思い出した。牛乳にはいろいろな栄養成分が含まれているのだが、カルシウムのみで考えるようにと指導されたのだ。栄養士が献立を立てる際の牛乳の位置付けは、カルシウムの供給源。なぜなら、病院食において牛乳はメインのおかず（主菜）にならないからである。

メインのおかず（主菜）はたんぱく質が位置付けられ、見栄えが良いものである。牛乳や乳製品にたんぱく質は含まれているものの、メインのおかず（主菜）としては見栄えが良くない。実際には栄養士は献立にたんぱく質が不足していると判断すると、その不足分を牛乳や乳製品で補うことを実践してきている。例えば、病院の朝食には毎日牛乳やヨーグルトが出てくるし、学校給食にもついている。しかし、一般の人々に**たんぱく質を補うための食品の選択肢として牛乳や乳製品を勧めてきてはいない**。

牛乳のように、食品には本来さまざまな栄養成分が含まれているにもかかわらず、その代表的な栄養成分の摂取を強調する傾向がある。栄養士自身は、食品に含まれているおのおのの栄養成分を考慮しているが、一般の人々には含まれる代表的な栄養成分以外について伝えておらず、さまざまな栄養成分が含まれている良さが伝わっていない、または誤解を与えているのではないだろうか。

プロテインにこだわらなくても、牛乳で十分

そこで、新・3色食品群では、これまでの3色食品群と同じく、たんぱく質の摂取に相当する魚・肉とともに牛乳・乳製品を位置付けた。たんぱく質は手軽に食べられるようでいて、**意識しないと取りづらい栄養素**であり、意外とすぐに不足してしまう。

そのため、**牛乳を取ることでたんぱく質が補充できる**ことを明示した。なお、牛乳・乳製品を摂取すると「おなかがゴロゴロする」といった「乳糖不耐」の人は、成人で世界人口の実に65〜70%。乳糖を消化できないだけでなく乳たんぱく質の消化吸収にも影響があるのではないかという説があった。しかし、乳たんぱく質は「乳糖不耐」や「乳製品不耐」の人でも、そうでない人と同じように消化吸収できることが明らかになっている。

消化吸収率が高い牛乳や乳製品は、スポーツの直後に摂取するのもおすすめだ。スポーツジムなどで筋トレをした後に、プロテインを飲んでいる人も多い。何より牛乳の良さは**「安価」**であること。そして、たんぱく質と脂質、カルシウムとリンなどのミネラル、ビタミンB群をはじめ葉酸などのビタミン類も含まれており、さらに消化吸収率が高い。プロテインシェイクの原料の消化吸収率を見ると、乳製品由来のホエイプロテインが大豆由来のソイプロテインより高い。プロテインにこだわらなくても、**まずは牛乳で十分**なのである。

自分が食べるべき「量」を知る

栄養士がエネルギー量を計算して導き出すために必須な情報は、**食材の量（g）**である。量（g）ならば、秤で量ることもできないことはない。また食品の包材のラベルにはgが記載されているものも少なくない。

2000年から提唱された健康日本21における目標「野菜を1日350g以上摂取する」は、20年以上変わらない。ここでは食材の重量（g）で呼びかけられているのだ。野菜は、新・3色食品群では緑に該当する。

他の2つの食品群が食材そのものの量で示されているものはないのか。調べてみると、2016年の外食・中食を対象としたプロジェクト**「日本人の長寿を支える『健康な食事』」**（厚生労働省）にそれはあった。このプロジェクトは残念ながら、具体的な取り組みにはつながらなかった。その理由は、健康や栄養といった観点ではなく、食の安全に関して、関係する省庁との調整がうまくいかなかったのだ。実に残念であるが、示された重量は参考になる（図表2-2）。

図表2-2 「日本人の長寿を支える『健康な食事』」

食品群ごとの1日当たりの量と1食当たりの量

性・年齢区分(8グループ)ごとの、各食品群の量の最適化値を求め、Bグループの平均をとり、成人の1つの値を求める

8グループの平均をとる

食品群	1日当たりの量(平均)	1食当たりの量
穀類	549 g/日	165 g/食
精白めし、パン、めん類	464 g/日	140 g/食
精製度の低い穀類	85 g/日	25 g/食
野菜、いも、きのこ、海藻類	501 g/日	150 g/食
緑黄色野菜	150 g/日	45 g/食
その他の野菜	268 g/日	80 g/食
いも類	56 g/日	17 g/食
きのこ類	17 g/日	5 g/食
海藻類	9 g/日	3 g/食
種実類	2 g/日	1 g/食
魚、肉、卵、大豆・大豆製品	325 g/日	100 g/食
魚介類	84 g/日	25 g/食
肉類	96 g/日	30 g/食
卵類	50 g/日	15 g/食
大豆・大豆製品	96 g/日	30 g/食
牛乳・乳製品	150 g/日	45 g/食
普通乳・乳製品	86 g/日	25 g/食
低脂肪乳・乳製品	64 g/日	20 g/食
果物	95 g/日	30 g/食

*その他の食品群は除く

1日当たりの量の3割を1食当たりの量とする

※エネルギー

性・年齢区分(8グループ)ごとの推定エネルギー必要量*1から、8グループの平均をとり、成人の1つの値を求める

	1日当たりの量(平均)	1食当たりの量
エネルギー	2,194kcal/日	650kcal/日

※食塩

性・年齢区分(8グループ)ごとの目標量*2から、8グループの平均をとり、成人の1つの値を求める

	1日当たりの量(平均)	1食当たりの量
食塩相当量	7.5g/日	2.5g/日

*1 日本人の食事摂取基準(2015年版)の身体活動レベルIIの値を使用
*2 日本人の食事摂取基準(2015年版)のナトリウム(食塩相当量)の目標量を使用

出典:厚生労働省

性・年齢区分（8グループ）の平均として、「穀類」「野菜・いも・きのこ・海藻類」「魚・肉・卵・大豆・大豆製品」「牛乳・乳製品」「果物」と食事バランスガイドと同じ分類で、1日当たりの食材の重量（g）が示されている。

なぜ一般の人に利用を推奨している食事バランスガイドでは「1つ（SV）」といった新しい単位を使い、例示されていない料理の場合は栄養成分を計算しなければならないのか。新しい単位によってむしろ分かりづらくされてしまったように感じる。

それでは、新・3色食品群に沿ってその量を示していこう。

■ピンク：穀類　450g

摂取量が男女で違うのは、穀類のみ。先に述べた健康日本21の野菜の摂取目安量には男女差はない。

1日当たり、米は炊いた状態で、**男性450g、女性300g**。電子レンジで加熱するだけで食べられる便利なパックごはんも1食あたり100gから300gまでバリエーションが豊富なので、その日の食事に合わせて選ぶこともできる。

図表2-3 穀類についてごはんとの比較

	米飯150gとの比較		米飯100gとの比較	
食パン	4枚切り1枚	90g	6枚切り1枚	60g
うどん・そば（ゆで）		190〜240g		120〜160g
そうめん	1〜2束	50〜100g	1〜1.5束	50〜75g
パスタ（乾）		70〜100g		50〜80g

出典：『絵で見て使える 栄養指導教材集』（中村丁次、日本医療企画）より筆者（平川）作成

米飯150gに相当するパンは4枚切りが1枚（90g）、すなわち8枚切り2枚まで。スパゲティなどの乾麺では100g弱、茹でてあるものは200g程度。餅は、小さいサイズで2個（100g）、最近流行のオートミールは乾燥した状態で70g程度である（図表2-3参照）。

この量は、図表2-2にある「日本人の長寿を支える『健康な食事』」（厚生労働省）と日本人の食事摂取基準（2020年）を参照し、また病院食として提供されている量、パックごはんなどで食べられる利便性を勘案して決めた。エネルギー源として重要であることから、これ以上減らすと体に不具合をきたす可能性がある量という目安である。

■青：魚・肉・卵・大豆・牛乳・乳製品　300g

魚・肉・卵・大豆・牛乳・乳製品は**たんぱく質**の摂取源となる食品である。しかし、たんぱく質そのものが私たちには見えない

ので、食品の重量に換算する。1日当たりのたんぱく質必要量は0・66／g／kg体重で、50〜60gとし、その値を5倍した250〜300gである。1日3食の場合には、魚・肉・卵・大豆・牛乳・乳製品を組み合わせて、**1食当たり100g、1日当たりで300g以上**が目安になる。

肉は、生肉の状態で、骨付きなどはその分を勘案してより重くする、くらいのざっくりとした感覚でかまわない。魚は廃棄する内臓などもあり量るのはとても困難。まして魚料理を調理する機会も少ないのではないか。スーパーマーケットやコンビニエンスストアに調理済み食品として1食（1匹）として販売されているものを1食量と考えるようにする。外食で出てくる焼魚などは、調理済み食品として販売されているものより、大きめなのはお分かりかと思う。すなわち多めである。

大豆製品の豆腐や納豆に関しては、たんぱく質の内容（アミノ酸の組成）は肉と同等であるが、実際に体内への吸収率を考慮すれば、肉類よりもそれが低いため、少し多めで考えてかまわない。実は、たんぱく質は、魚・肉・卵・大豆製品・乳製品以外の米や小麦、野菜などにも微量ながら含まれている。そのため、病院ではそれらの食品からのたんぱく質も計算して基準の値を満たすようにしている。魚・肉・卵・大豆製品・乳製品で300gを取れていれば、一般には、その他2群の食品からの量を含めると、不足はないと考える。

■緑：野菜類　300g以上

健康日本21に倣えば350gなのであるが、覚えやすくするため、**300g以上**と表現するようにした。野菜は「生」の状態での重量である。火を通すと重量は減るので、中食に表記されているg数よりは多く摂取していると考える。

新3色食品群に属さない**調味料**や**油**については考慮していない。なぜならば、そのものを主体として摂食しないから。市販されている○○の素といった調味料のみを食べることはない。加工食品であるため栄養成分表示があるが、栄養成分表示はその調味料とともに使われる食材の栄養成分を加味したものではない。ただし、調味料を何g使ったかでエネルギー量は食材以上に変わるため、毎日油っぽい料理や砂糖をたっぷり使った料理を食べ続けていいというわけではないことを書き添えておく。

CHAPTER 2

2

栄養がバランス良く取れる食事のコツ

見えない栄養素を満遍なく取れる食事

私たちは、体内にさまざまな栄養成分を取り入れて、生命を維持する。栄養成分はどんな食材、食品、食事にも含まれているが、それ単体で摂取することは一般的にはできず、食品や食材といった形から私たちは摂取している。私たちが見ているものは栄養成分ではない。頭の中で物質を想像するのも難しいが、**健康と食事の関連については、栄養成分からしか説明できない**。

一つ一つの食材にどんな栄養成分がどれくらい含まれているかは、日本食品標準成分表で分かる。例えば「米」を見ると、それは「炭水化物」と覚えているであろうが、実はそれだけでなく「たんぱく質」や「脂質」なども含んでいる。「炭水化物」と教えられているのは、それが占める割合がとても多いからである。

体内で働くのは食品ではなくそれに含まれる栄養成分である。そのため健康に影響を与える食事かどうかは、摂取した食事から栄養成分を見るのである。栄養成分については、さまざまな本や雑誌に丁寧に記載されている。栄養成分については、ここでは概略にとどめ、**見えない栄養素を満遍なく取る食事の視点**、すなわち新・3色食品群との関連性から記述する。

新・3色食品群で5大栄養素も満遍なく取れる

さまざまな栄養素はすでにご存じの方もいるだろうが、**「炭水化物」「たんぱく質」「脂質」「ビタミン」「ミネラル」**の5つに分類され、**5大栄養素**といわれている。その中でも**「炭水化物」「たんぱく質」「脂質」**の3つは、エネルギー源となる**「エネルギー産生栄養素」**（以前は3大栄養素といわれていた）である。「炭水化物」が多く含まれている食品群が、前述した新・3色食品群のピンク：穀類で、「たんぱく質」が多く含まれている食品群が青：魚、肉、卵などである。

「脂質」は、あえて食品で言えば、油。しかし、これは肉、魚、卵、乳製品、穀類、ナッツ類、アボカドなどにも含まれている。新・3色食品群で言えば、いずれにも含まれているのである。日本人の食事摂取基準（厚生労働省）によれば、脂質からのエネルギー摂取は、男女問わず総摂取エネルギーの20％以上30％未満を目標としている。すなわちこれは、エネルギー産生栄養素といっても「脂質」以外の「炭水化物」と「たんぱく質」から全体の70％～80％を摂取することと解釈できる。「脂質」は先に記述したようにほとんどの食品に含まれており、また調理によって大きく変わる。あえて言うならば、油を使った**「揚げる」「炒める」の調理法で作られた食事に偏らないこと**。現状、積極的摂取が必要とは言えないため、分類していない。複雑にならないことに重きをおいた。

次に「ビタミン」と「ミネラル」。いずれも新・3色食品群の青：魚、肉、卵などと緑：野菜などに多く含まれている。例えば、「ビタミン」のビタミンAを多く含む食品として、鶏レバー、豚レバー、卵黄、ウナギといった青：魚、肉、卵に分類される食品や、にんじん、ほうれん草、かぼちゃ、春菊といった緑：野菜に分類される食品などがある。「ミネラル」である鉄分も、豚レバーなどの肉類やあさりといった魚介類、そして小松菜、ほうれん草といった野菜類から摂取できる。新・3色食品群の緑と青について、適切な量を摂取すれば十分に満たされる。

「食品群」「食品」「調理法」が偏らないように

何が偏ってはいけないのか。それは食品群すなわち**「新・3色食品群」**、食品群の中の**「食品」**、そして**「調理法」**の3つである。

「新・3色食品群」の2色だけの食事を続けていれば、何らかの栄養素の偏りが発生することは容易に想像できる。例えば**糖質制限**というワードでダイエットの効果も表れやすい「炭水化物」の制限。

私たちの体は、何かしら不足があると他のもので補うことによって生命を維持する。糖質制限により「炭水化物」の摂取量が少なくなった場合には、「たんぱく質」がその働きを担う。すなわち、「たんぱく質」は、本来、筋肉をはじめ、毛髪、骨、皮膚など体を構築するために使われるのだが、炭水化物の働きである体温を一定に保ったり、筋肉を動かしたり、心臓や脳などの臓器を働かせたりするエネルギー源となってしまう。つまり、**糖質制限は「たんぱく質」の利用効率を低下させる**のである。

「食品」1つをとってもそれにさまざまな栄養成分が含まれていることに触れた。食品に含まれる栄養成分は日本食品標準成分表で確認できるが、実は、これもまたそのすべてが記載されているわけではないのである。なんとやっかいな。栄養成分の研究は発展の一途である。食品には、栄養素と認識されていない未知の物質も含まれている。何かしらの物質が動物実験から明らかになれば、機能性表示食品の機能性成分となることも容易に想像できる。

優先したいのは「病院食でよく使われる野菜」

それでは、栄養を満遍なく取るためにどうすればよいのか。緑・野菜などにおいて極端に言えば、「レタス」と「きゅうり」だけを食べていたとしたら、どうだろうか。この2種類の野菜では、日本食品標準成分表から「ビタミンA」、「ビタミンB_1」が摂取しづらいことが分かる。それらを含むのは、にんじんなどである。特定の野菜ばかりを食べると摂取する栄養素が偏ってしまうことを示している。野菜には多くの種類があり、組み合わせも尽きない。楽しみながら味わいながら、さまざまな野菜を食べてもらいたい。

しかし、組み合わせが面倒な人には、病院食で使用している野菜類が参考になる。病院食では金額的に限られた中で、栄養の偏りがない献立を立てなければならない。実は、効率良く栄養を摂取するための定番の野菜がある。それは、**にんじん、玉ねぎ、大根、かぼちゃ、じゃがいも、ほうれん草、小松菜**。これらの野菜は、比較的安価でそれぞれ特定の栄養素が他の野菜よりも豊富に含まれている。

各栄養成分について、その量を気にしている人はどれほどいるだろうか。含まれているかいないか、ではないのだ。1種の野菜、例えば「トマト」も、産地や季節で各栄養成分が含まれている割合は変わる。1個1個のトマトを比べても、工業製品ではないため各栄養成分の含有割合が一致することはない。実は、日本食品標準成分表で示されている値は「平均値」なのである。実際に自分が摂取したトマトの各栄養成分の真値は分からない。栄養成分は、各食品で異なり、また1種類の食品でも1個1個で含有量が異なり、そしてまた真値は不明。だからこそ、栄養成分表に記載されている小数点以下の数字に翻弄《ほんろう》されず、**偏らずに多種類を取る**ことが重要なのだ。

たんぱく質の偏りは外食で修正する

食品を偏らずに多種類を食べることは、野菜に限った話ではない。例えば、病院では、「たんぱく質」を朝ごはんに卵と牛乳としたら、昼に肉、夜には魚というように献立を立てたりしている。朝ごはんが米飯なら卵を納豆に変更するなどもある。まるでパズルのように食材を当てはめ献立を組み立てている。

青：魚、肉、卵などのたんぱく質には、**動物性**と**植物性**があり、植物性のものは、動物性のそれよりも吸収率が低いという特徴がある。そのため、植物性と動物性においても偏らないで取ることが重要である。動物性と植物性の違いがあるとはいえ、肉であれば、「牛」、「豚」、「鶏」の3種類。魚は肉に比べれば季節性もあり種類も豊富であるが、入手しやすさを加味すればそれも偏りがち。大豆製品や乳製品といっても種類は少ない。日本でも、うさぎを食していた時代はあるが、今はそうではない。

私たちが提案する食事を実践している方々からは「**たんぱく質の取り方が難しい**」

と相談されることが少なくないのも事実。堀口の場合は、ハム・ソーセージなどの加工肉を加えることで補っている。また**「外食」**にてバリエーションを増やすのはどうかと提案する。羊肉や、近年ジビエ（野生鳥獣肉）料理も注目され、鹿肉・猪肉を食する機会も以前より増えている。「外食」は私たちの**食材や調理法の偏りを修正する機会**なのである。ただし、ジビエに関してはどのような細菌やウイルスがいるのか明らかではないものもあり、必ず中心部までしっかり加熱して食べることを申し添えておく。

糖質制限もある意味「ばっかり食べ」

子どもの食事について悩みを持つ保護者からよく受ける相談は「せっかく栄養バランスを考えて食事を作っても、子どもは好きなものだけをひたすら食べたら満足して、他のものを食べないで食事を残す」「残ったおかずを次の食事にまわしても、また好きなものだけを食べようとして、結局他のものを食べさせることができない日々」というもの。これは子どもたちによく見られる**「ばっかり食べ」**というもので、おかずがいろいろ並んでいても1つのものばかり集中して口に運んでしまう食べ方だ。

現代において「ばっかり食べ」は、大人にも見られる。ごはんが大好きで、それをがっつり食べて満腹感を満たす、すなわちその他の野菜や肉などの量は少なくなってしまっている人たちがいる。炭水化物に相当する糖質を食べないというのも、ばっかり食べの逆のことであるが、やはり栄養が偏る。

「三角食べ」で栄養バランスを確認する

一方、「ばっかり食べ」を防ぐ目的で、昔から子どもたちに指導されてきたのが**「三角食べ」**である。これは、日本の学校給食で推奨あるいは指導されてきた食べ方の1つ。「三角食べ」は、ごはんやパンなどといった主食と、汁物や飲料と、おかずとを、順序良く食べる方法で、その順序の軌跡が三角形を形作ることからその名で呼ばれる。家庭での食事では、**「ごはんを1口食べたら、おかずを2口食べようね」**と話しかけながら食べさせてはどうかと相談者に対して伝えている。必ずしも汁物が必要ではないので、もっとシンプルに伝えている。

この話を堀口先生にしたところ、「それって、栄養のバランスが分かる食べ方じゃない？」と言われた。「ごはんを1口に対しておかずを2口」というこの1対2の関係は、ある1食に新・3色食品群がそろえられていたかどうかが分かる食べ方ではないのか、ということ。「ピンク」のごはん（穀類）を食べ、「青」の魚や肉を中心としたおかず（主菜）、「緑」の野菜を中心としたおかず（副菜）を順に繰り返す食べ方である。食品群がそろっていなければ、または食品群の量に極端な差があれば、その食べ方では「ばっかり食べ」になってしまう。食べている途中から、栄養のバランスがとれているかどうかが確認できる。

「三角食べ」というと給食の苦い思い出を想起する人もいるだろう。食べる順番が強要され、その本来の意味が伝えられていないだけでなく、食事をすることから楽しさが損なわれがち。余談だが、日本人は口の中で、ごはんとおかずを混ぜ、五感を総動員して味の組み合わせを楽しみながら食事をする。これを**口腔調味**という。「ごはんやパンを1口食べたらおかずを2口」は、栄養の偏りをなくしつつ、口腔調味をしながら食べることができる、優れた食べ方なのかもしれない。

CHAPTER 2

3 太っている人は痩せる、そしてリバウンドしない食事

「太るのは摂取エネルギーが過多だから」というシンプルな現実

健康診断でその日のその瞬間に結果が分かるのが、体重と血圧である。本来は単に標準体重だからといって健康とは言えない。しかし、まずは適切な体重を保つことが健康のバロメーターである。適切な体重は、体重と身長からBMI（肥満度を表す体格指数。体重kg÷身長m÷身長mで求められ、25以上は肥満とされる）を計算することで分かる。

体重の増減は食事による**「摂取エネルギー」**と、運動や基礎代謝など、生活していることで消費される**「消費エネルギー」**とのバランス。つまり、摂取エネルギーが消

費エネルギーよりも大きければ体重は増加するし、反対に、消費エネルギーが摂取エネルギーより大きければ痩せていくという単純な算数の世界である。生活をすることに必要なエネルギー量は、先にも触れた日本人の食事摂取基準に年齢別活動量別に記載されている。そしてエネルギーは、「エネルギー産生栄養素」である「炭水化物」「たんぱく質」「脂質」の3つに大きく影響されるのである。

エネルギー産生栄養素と関連している新・3色食品群はピンク（穀類など）と青（魚・肉など）である。エネルギーは、そもそもgから導き出されることを述べた。私たちが提案したそれぞれ1日の量は、**病院食での量を参考にし、痩せようとしている人の指標である**。そのため、図表2-2（85ページ）に示された量よりも少なめである。活動量も勘案しつつも、図に示された量を超えないこと、と考えてよい。

一生涯続けられる「太らない」ための食事

体重増を気にしている人で、日々の食事に問題があることを自覚している人は多い。便利になった生活により、消費エネルギーも多くない。過去にダイエットを実践してその効果を実感しても、リバウンドして元に戻った経験はないだろうか。リバウンド経験がある人は、そのときのダイエット法を思い出してほしい。

それは、**普段の生活に「取り入れて継続できる」**内容だっただろうか。もし普段の生活に取り入れられたら、体重が元に戻ることはないだろう。ひょっとすれば、減量が進み過ぎるかもしれない。食事に関して言えば、リバウンドするということは、すなわち、日々の食事の改善はできていないということである。

私たちが提案しているのは、過剰なエネルギーを摂取せず必要なエネルギー量は確保する、すなわち**「太らない」ための食事（量）**であり、かつ**栄養を満遍なく摂取できる食事（新・3色食品群）**である。これは**「日常の食事」**の話なのだ。特別なことをするものではない。日々の食事の積み重ねが明日の自分をつくり、健康な体が培われていくからである。提案している食事は、いったん何らかの方法で痩せた人がリバウンドしないためにも有益な方法であろう。

日常の食事も、1週間で見れば会食が多い週もある。この食事法は**1週間のうち5日実践し、残り2日は余裕をもたせ自由に食事を楽しむ**。長期にわたり習慣化を目指す。私（堀口）の母校の病院長は2代続いて仕事熱心で、在任期間の各2年間、病院

図表2-4 栄養素の不足と過剰のリスクの関係

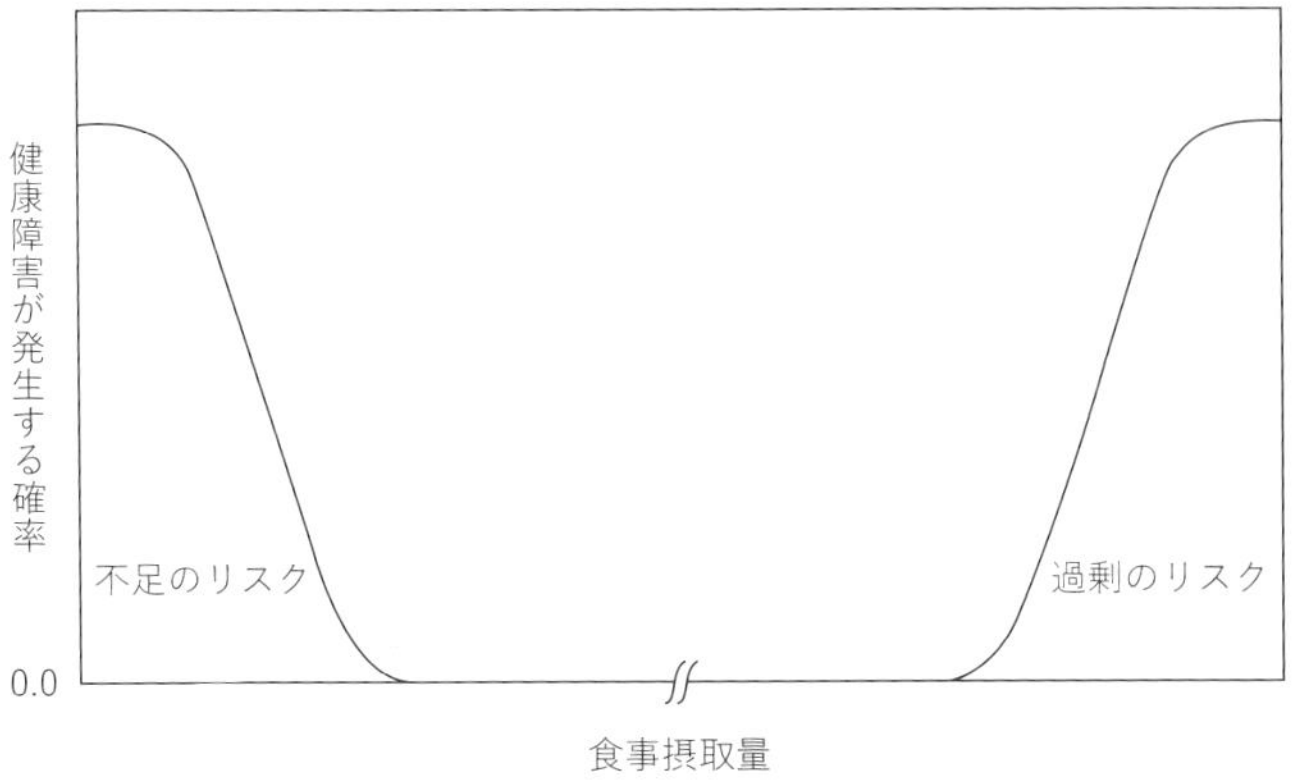

出典：厚生労働省「日本人の食事摂取基準」2020年版p7グラフ改変

食を月曜から金曜までの各3食、合計15食を「検食」していた。当時副院長だった看護部長が言うには「2人ともみるみるうちに痩せていった」のである。土日はご自宅などで好きな料理を食べているのだから、毎日ではなく週に5日でも効果ありということなのだ。

栄養も不足しても取り過ぎてもダメ

エネルギー量の過多が、体重増を招くことは説明してきた。それでは、栄養素はどうなのだろうか。結論から言うと、**栄養素も不足しても取り過ぎても健康障害を起こすリスクを高めてしまう**（図表2-4）。体に必要なある栄養素を通常の2倍摂取したら効果が高くなる、たくさん取れば取るほど体に良いというものではない。

例えば、にんじんなどに含まれるビタミンAは、目や皮膚の粘膜を健康に保ったり、抵抗力を強めたりする働きがある一方、過剰に摂取すると、頭痛や脳脊髄液圧の上昇がある。長期に過剰摂取した場合には、頭蓋内圧亢進症や皮膚のはげ落ち、口唇炎、脱毛症、食欲不振、筋肉痛などの症状が見られる。したがって、栄養素も過剰に摂取してはならない。

すなわち、健康の維持増進には、自分にとっての適量を摂取していくことである。適量の食事、食品を摂取している限り過剰摂取の心配はさほどない。ところがちまたには、過剰摂取を容易にする食品、すなわちカプセル状や錠剤タイプの**「健康食品・サプリメント」**があふれている。

健康食品・サプリメントの利用はおすすめしていない

この本では健康食品・サプリメントの利用を推奨していない。その主な理由は3つ。

1つめは、「満遍なく栄養を取るための食事」を目標としているため健康食品・サプリメントは、31ページで提示した図表1-1では、最も右側の「より健康になるための食事」に位置付けられる。すなわち本書の食事の目標に沿っていない。また、消費者庁のホームページで健康食品は「本来、**健康の維持・増進の基本は、「栄養バランスのとれた食事、適度な運動、十分な休養」**です。安易に健康食品で栄養の偏りや生活の乱れを解決しようとせず、**食事、運動、休養の質を高めるための補助的なもの**として、健康食品を上手に利用することが重要です」と記載されている。目標はまずは健康食品を使用せずに「栄養バランスのとれた食事」が自分でできるようになること。実践してから何の栄養素の摂取が困難かを知り、どのような健康食品の利用を必要とするのか見極めてからでも全く遅くない。

2つめの理由は、栄養を見て食事をしているのではなく、食品群から見て食事をしているから。その錠剤、カプセル状の健康食品が、新・3色食品群のどこに該当するのか分からない商品も少なくない。効率的効果的な栄養成分の吸収を求めても食材との差異が明らかでない。また、医薬品と同等の品質管理が求められているものではない。製造者向けのガイドラインはあるが、そのような製品ばかりでない。ガイドラインに沿った商品でも必ずしも品質が一定ではない旨の報告が国民生活センターから出ている。

3つめの理由は、**満腹感**や**満足感**が得られないから。満腹感、満足感は私たちの食事の摂取量に影響を与える要因である。詳しくは136ページからを参照されたい。

CHAPTER 2

4

目分量の精度を高める

器を基準に「目分量」スケールを鍛える

私たちに見えているのは**「食品」**であり、その**「量」**ならば見た目で、多い・少ないが分かる。食事バランスガイドも、丁寧に見ると単位は「1つ」(SV)であるが、その単位の「g」相当が決まっている(ただし、項目によってgは異なり、かつ副菜と果物以外は成分量)。授乳・離乳の支援ガイド(図表1-8、64ページ)もそれぞれの食品群について「g」で記載してある。ならばなじみがある「g」で考えようではないか。

「量(g)」は厳密には秤での測定が必要だが、食事は1日に何度か取るものだから、毎回測定するなど面倒なことはできない、続かない。他者が作った食事を食べることも多い。であれば、見た目、すなわち**「目分量」**を利用するしかない。「目分量」は「目で見てその大体の分量をはかること」（広辞苑）である。この「目分量」を補完するスケールとして**「器」「ランチョンマット」**を活用する。

まずは飯わんのサイズ確認から

見た目で分量を量るには、何かしらのスケールが必要。食品は必ず器に盛り付けるから、**器はスケールにできる**。

日本にいれば、和食を食べる機会が多いことは容易に考えられるから、和食から考えていく。和食器はさまざまな形とサイズがある。和食器のサイズはいまだに**「寸」**。1寸は約3㎝。なんと3寸から9寸の器を使い分けている。洋食器にそこまでのサイズのバリエーションはない。あなたは、普段使っている器のサイズをご存知だろうか。作ったおかずを取り分けた量を想像しながら、サイズが合いそうな器を食器棚から選ぶ、または準備されているのを使っているだけ。1回の食事に多くの器を使う場合があり、それはさまざまなスケールが存在していると言い換えることもできる。

和食では、エネルギー源として米飯を食べるから、飯わんのサイズの確認から始める。なぜなら、測定する食品（米飯）が1種類、かつスケール（飯わん）が1回の食事に1つとシンプルだから。飯わんのサイズは、4寸（直径約12㎝）、3・8寸（直径約11・5㎝）、3・6寸（直径約11㎝）の3種類が一般的。男性4寸、女性3・8寸が標準的なサイズとのこと。

自身の飯わんのサイズを確認し、そしてそれに1回150g（男性）の米飯を盛り付けてみよう。基準の150gは秤で量る、または1パック150gのパックごはんを利用する。目分量の精度を高めるためにも、まずは正確な量をスケール（飯わん）に盛り付けることから始める。そして盛り付けられた**「見た目」**を観察する。観察する内容は、飯わんの内側は、縁からどのくらいの位置までごはんがきているのか、飯わんの内面が見えているか、見えているなら、どのくらい見えているか、である。

飯わんを複数利用している人もいるだろうが、ここはスケール（飯わん）をまずは1つに絞り、150gが盛り付けられた様子を目に焼き付けてほしい。スマートフォンで撮影しておくことをおすすめする。新しい飯わん（スケール）を使う場合には、基準の150gの米飯を盛り付け確認するところから再度始める。

たまに量りながら、目分量スケールを修正していく

適切な量を覚えて続けていくとしても、「目分量でどれくらい正確にできるのだろうか」「できていなかったらどうしよう」などと真剣に悩んで相談を受けることがある。**慣れるまでは、たまに自分でも盛り付けた後に何gかを量ってみることをおすすめする。**そこで、多過ぎたり少な過ぎたりすれば、「自分の目分量の精度はまだまだだったな。改めてこの量を覚えよう」という緊張感につながる。精度を高めるだけでなく、気の持ちようとしてもチェックするのはおすすめだ。

ただ、例えば150gの米飯が147gだった、160gだったからできていないなどと一喜一憂する必要は全くない。そもそもごはんは米と水で炊く。米自体が持っている水分含有量や炊くための水分量によって、軟らかく炊けたり硬めに炊けたりする。一晩つけ置きした米は多くの水分を含み、炊き上がりの量が増える。パックごはんを利用しない限り、個人が炊く米飯を工業製品のようにいつも一定にすることは不

写真2-1 ごはんの量の「錯覚」

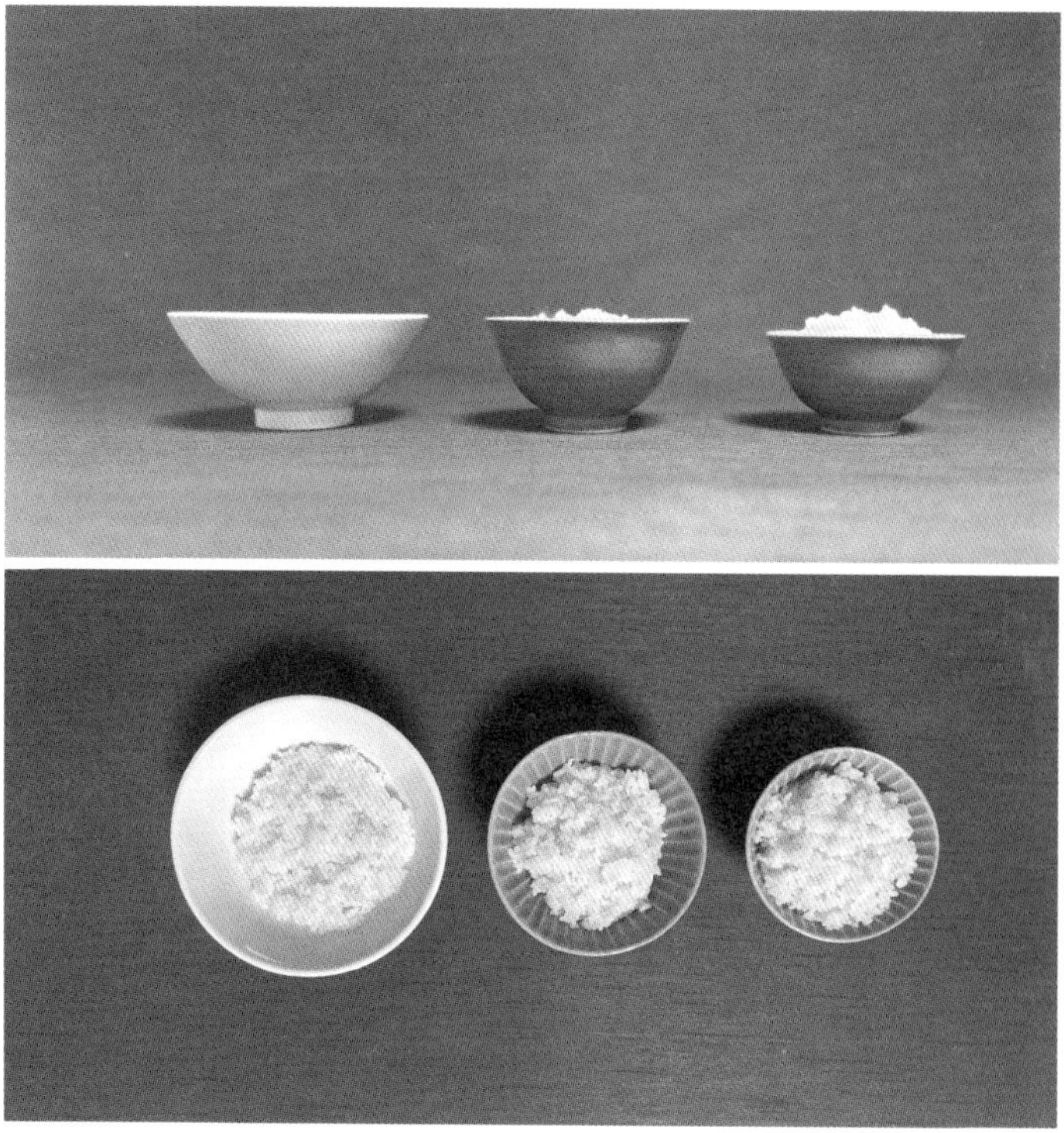

米飯は全て150ｇ。撮影に使用した飯わんのサイズは左から丼（直径15㎝、深さ6㎝）、大（直径12㎝、深さ5.8㎝）、中（直径10.5㎝、深さ4.5㎝）。丼に盛られた写真では物足りなく感じる人もいるだろう。丼の器に合わせて盛り付けると250ｇ以上になる。

可能。炊いた米飯を、決まった飯わんによそっても、**そもそも「誤差あり」**ということである。

同様に、野菜も、産地や品種、季節のものとそうでないもの、買ってきて冷蔵庫で時間がたってから調理するものと新しいものによっても水分含有量や栄養価に差異がある。顕著なのは、産地や品種による差異で、日本食品標準成分表に示された値は平均値。だから量っていても、それは**あくまで目安**と考えるべき。

次に皿。取り皿を使い何度もそこにおかずを取る場合、1人分のおかずが複数の皿に盛り付けられている場合、おかずすべてが1つの皿に盛り付けられる場合（いわゆるワンプレート）など、バリエーションが少なくとも3つある。

皿は、新・3色食品群の残り2色（青・緑）の盛り付けに使われる。まずは、2色で構成される「おかず」の量をなるべく忠実に確定する。すなわち各色約100gである。ここでも、目分量で分かるようになるために、いくつか皿を決めておく。おのおのの食事を1皿なのか2皿なのか、自分なりに盛り付けて、しっかり観察する。食事のメニューはいろいろあるので、よく食べるものから始めて、観察を続ける。観察のポイントは、飯わんと同じ。コンビニなど、量が書かれているお総菜であれば、○gがどのように盛り付けられるのか、と観察もしやすい。友人は、実家からもってきたワンプレートに盛り付けていたら太ってしまい、皿のサイズを計ったところ、それまで使用していた皿よりもひと回り大きく、結果多く食べていたことが分かった。基準となる器のサイズを変えないこと、小さくすることは食べ過ぎを防ぐ。

食事バランスガイドで示された単位「1つ分」（SV）が一皿を単位にしたものと解説した（57ページ）。欧米の食事のスタイルではおのおのの食品群が別々の一品で異なる皿に盛られ、単位として考えやすい。日本では肉と野菜を使った一品料理、すなわち2色が含まれるおかずが少なくない。器をスケールにして正確に量を把握するならば、1色でのおかずが好ましい。

取り組みを進めていく中で、食べ過ぎた後の食事は増加分を加味して、新・3色食品群の基準の量から減らした食事となる。このような調整は、もちろん必要なのだが、毎回調整となれば、基準の量で構成された食事を見る機会が乏しくなり、目分量の精度が狂っていく。**基準の量で構成された食事を多く体験する**ことも、目分量の精度を高めるために重要である。

病院食、学校給食でも器をスケールの代わりにしている

堀口先生は退院直後、私（平川）に「病院で使っている器はどこで購入できるのか」と質問してきた。病院食では毎回同じ器に違うメニューの料理が盛り付けられてくるから、あの器があれば同じように食べられるとひらめいたからだった。確かに、病院では献立の種類はたくさんあるものの、**決まった器**に盛り付ける。ごはんの盛り付けは、最初は一つ一つ量って盛り付ける。しかし、限られた時間内でごはんが冷めないように盛り付けなくてはならないため、規則的に同量程度を**目分量**で、**ごはんと飯わんの余白を記憶して**、スピードを上げていかないと間に合わない。

最後に、患者さんに正しい食事がセットされているかどうか管理職の栄養士や調理師が確認する。それは、ごはんが盛り付けられた器をランダムに選択し、秤で量ること。決められた量から大幅に外れていた場合には、盛り付け直しを指示される。チェックをする管理栄養士がランダムに選択しているのも、ベテランとなり目分量の精度が高くなって、量がおかしいと直感した飯わんなのだ。いつしか、汁わんも、小

鉢も**器が計量のための道具**となっていた。

学校給食においても栄養士が作成した献立通りに、調理員さんが協力して大鍋で料理を作る。はじめに各食材を人数分量り準備する。回転釜に食材と水を入れて煮込んだり、油で炒めたりして調味料で味付けする。食材から水分が出てきたり、スープは蒸発したりして、その時々で量は変化していく。味付けが終わり完成すると、大きな「食缶」とよばれるバケツのような入れ物に、クラスごとに分けていく。食缶には内側に目印の線が2本引いてあり、最大量とその半分量を示している。クラスによって人数が異なるので、それぞれのクラスの人数分を2本の線を頼りに入れていく。大量調理の場合にはぐつぐつと加熱したものを、温度を下げないように入れていくので、入れるそばから蒸発して、すべてを入れ終わると最初の線から目減りしていたりする。秤で量らずとも、入れられた状況から人数分の量かどうかを確認している。

また、子どもたちの配膳も、食缶に入れられたおかずを各人に分ける際、慣れてくると玉杓子（お玉）で1杯ずつを入れると余るから1杯と少しを入れていくとちょうどよいなど、玉杓子を計量に使っている。

病院や学校の給食の配膳からも、**器はスケールの役割も果たす**ということがお分かりいただけるだろう。

ランチョンマットからはみ出したら、食べる量が多過ぎる

おかずの品数は食事によって変わる。すなわち、2色（青・緑）の目分量での把握は、米飯よりも難しいということである。だからこそ、取り組み当初は、ある程度利用する器を限定することが望ましい。病院食を思い出すと、毎食ほぼ同じ皿が使われていた。そのため、私（堀口）はその量を覚えることができた。それと同じことである。

難しさを軽減するために、補完的なスケールの利用も提案する。それは**ランチョンマット**。病院食で利用されているトレーと同じと考える。ランチョンマットにすべての器を並べて、はみ出していたら、それは量が全体として基準を超えていることを指す。

グルメな食事写真や映像には要注意

自宅で新・3色食品群の基準量が盛り付けられた食事を食べていても、その目分量が狂うきっかけがある。それは、グルメな食事の写真や映像。映し出される料理を見る機会が多くなっているときである。私たちの脳がそれらの量を基準とみなしてしまうのである。

実際に、新・3色食品群の基準の量が盛り付けられた食事を見ると分かるが、映像と比べて**かなり量が少ない**。テレビでは、どのチャンネルも、料理番組でなくても、飲食店やレシピの話題が出てくる日常。知らず知らずのうちに、おいしく見せるように作られている映像に影響を受けてしまう。「大盛り」推しの番組などは特に要注意である。

さあ、器のスケールを決め、測定するところから始めてみないか。

写真2-2 ランチョンマットで確認

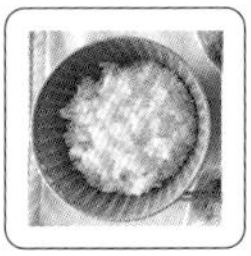

穀類（米）
150 g

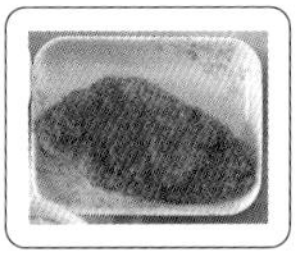

肉
約100 g

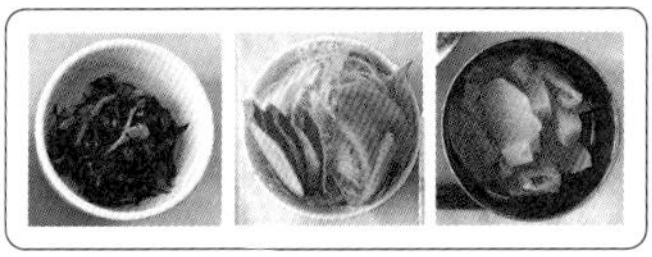

野菜類
約150 g

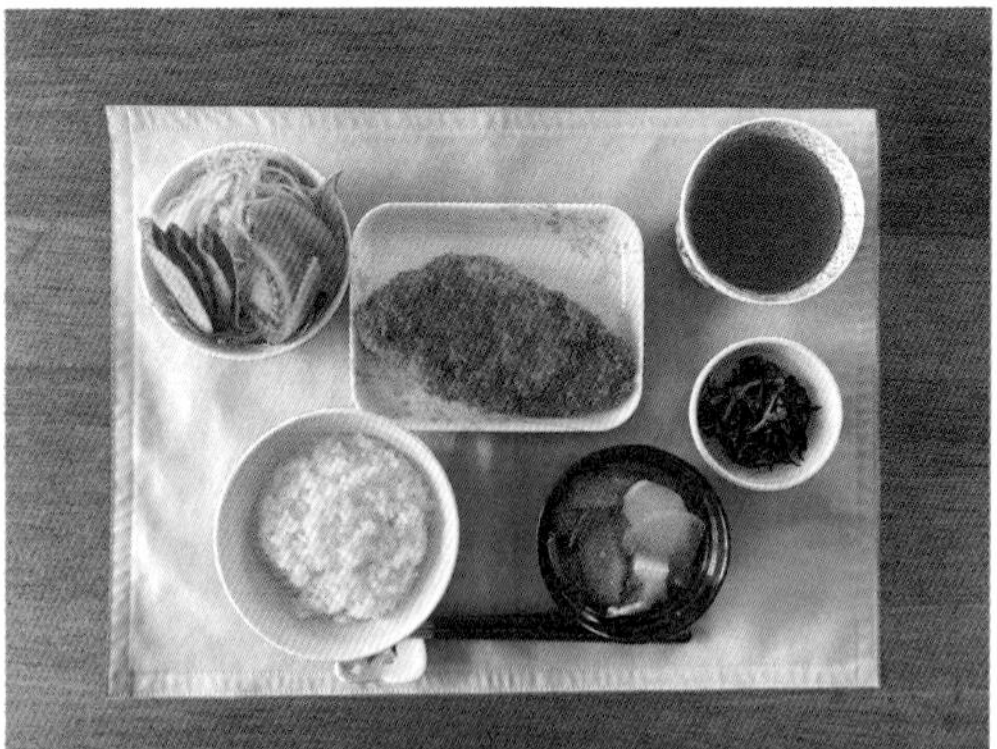

写真① 管理された病院食はランチョンマットに盛り付けても、はみ出ることはない（病院の器を使用。実際はトレーに盛り付けられている）

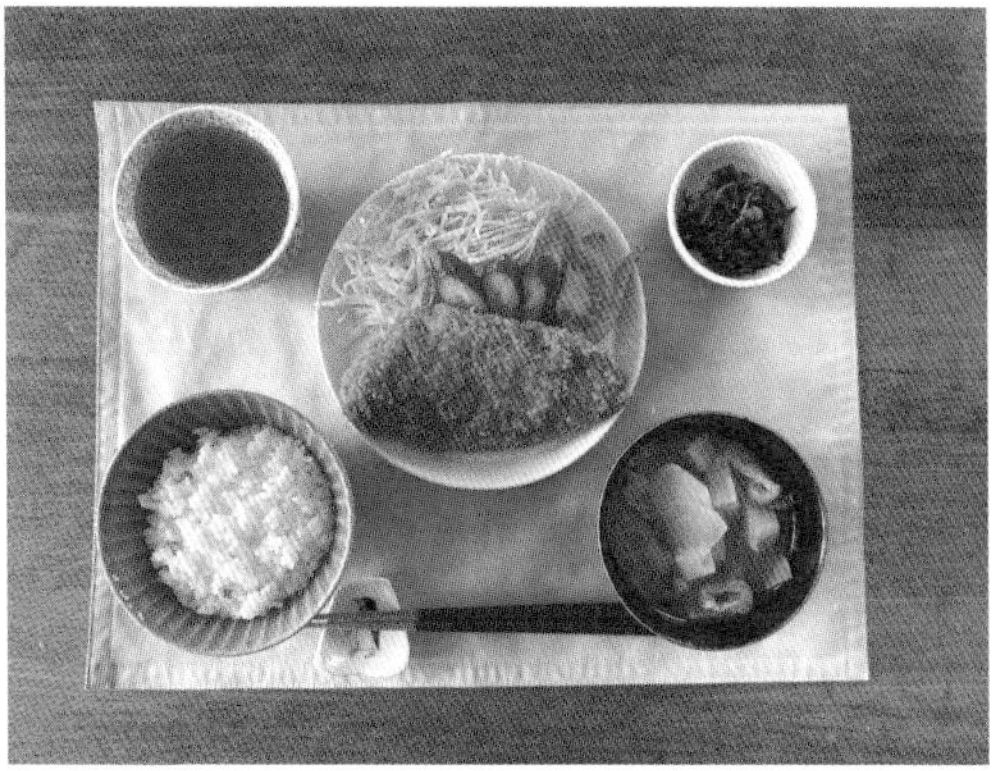

写真② 写真１と同じ食事を、家庭の器に盛り付け。ランチョンマットに収まる

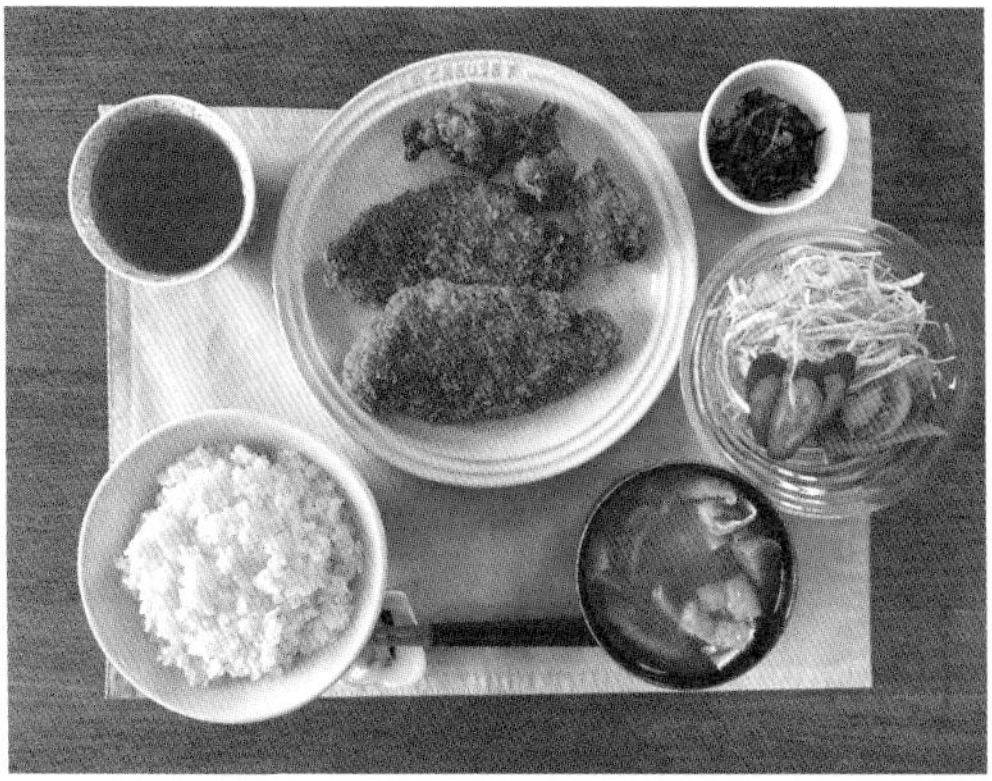

写真③ 米飯（丼）300g、とんかつ2枚、からあげ3個。量が多くなると器が大きくなり、盛り付けるとランチョンマットからはみ出す

CHAPTER 2

5

外食・中食を利用するコツ

在宅勤務が増えても調理時間は増えていない

食生活を改善するために、栄養士などの専門家から提案された内容を実践しようとすると、人によってはこれまでやっていない**「調理」**によって対応せざるを得ない場合がある。病者の食事であれば致し方ないが、食事の「選択」以外の「調理」という行為を加えなければならないのはかなりの負担である。**これまでの食生活のスタイルの大きな変更を求められないこと**が、取り組みやすさや継続のポイントである。

新型コロナウイルス感染症の流行によって、リモートワークが普及し、働き方も変化した。流行前の2019年国民健康・栄養調査（厚生労働省）では、週1回以上の中食の利用は、男性47・2％、女性44・3％、外食を週1回以上利用している者の割合は、男性41・6%、女性26・7%。また、ニッセイ基礎研究所「新型コロナによる暮らしの変化に関する調査」では、特にフルタイム勤務の多い在宅勤務利用者で中食の需要が増し、家事の時間短縮につながりやすいデリバリーの利用が顕著と分析している。在宅しているからといって調理の機会の増加にはつながっていない。

これらの調査結果から、私たちの食生活は、**外食、中食によって支えられている**といっても過言ではない。ならば、この外食・中食・冷凍食品を上手に、健康的な食生活に取り入れたい。

野菜少なめな外食・中食では割り切って「目標」を決める

外食・中食の「1食」すなわち**「1回」の食事で栄養や新・3食食品群を満遍なく取ることに期待しない**こと。これに尽きる。なぜなら、私たちが提案する食生活は1日、最長でも1週間で全体を整えることを提案しているから。何より提供される食事が、そもそも量しかり食品群しかり、私たちの提案に合ってない。中食で最も購入されている弁当ですら**「野菜が少ない」**ことが報告から分かっている。弁当で野菜も1

回分摂取しようとするならば、サラダなど野菜のおかずを追加して購入する必要がある。

外食・中食を利用した1回の食事では、**新・3食食品群のどれを主に摂取するか、目標を決める**のだ。目標を決めるとは、例えば朝からヨーグルトと果物しか食べていなければ、外食・中食は穀類（米飯や麺類）をしっかり食べる機会と考えてよい。その目標に沿った食事を選択する。そば、うどん、ラーメン、パスタ、丼物といった食事の穀類は、えてして量が多い。弁当の米飯は、一般的に150〜200g。丼飯では250g、麺類は250〜300g程度である。朝に穀類を食べていなければ、麺を残さず食べても問題ない。

また、不足しがちな魚、肉を食べる機会と捉えられる。かつ丼を食べれば、かつは1食分（100g）以上の重量である。野菜が少ない弁当は、必然的に、米飯か魚や肉の割合が多くなる。夜にイタリアンやフレンチといったレストランで、コース料理を注文すれば、魚や肉のメイン料理を食べる。外食の場合であれば、お店の人に米飯や麺の重量をたずねて確認するとよい。このメイン料理の重量も、特に肉であれば、何gか教えてもらえる。

外食でも「目分量」スケールを用いて量を把握

最も重要なのは、**新・3色食品群のそれぞれの量**である。特に外食であれば、どれくらいの量が出てくるのか事前に分からない。中食で食品を選択するときや、外食で目的を決めて食事を注文し、目の前に食事が運ばれてきたときは、これまで鍛えてきた**「目分量」のスケール**を使う。おおよその量をつかむのである。そのため、自宅での食事において「目分量」というスケールの精度を上げておくのである。中食であれば、なるべくスケールとしている**日常に使っている器にうつしかえて**、目分量の精度を高める。

居酒屋などで多くの食事を頼んだ場合に、それらが一度に運ばれてくることはない。でき上がり次第運ばれてくる。するとそれぞれの食品群の量は分からなくなってくる。そしてそれをテーブルを囲んでいる複数人でシェアしたら、自身が食べた量はなおのこと分からなくなる。お酒も進み忘れてしまう。このような外食は、**1週間のうちに自由に食事ができる2日**として与えられたうちの1食と考えるように、発想を変える。

定食は野菜を追加、居酒屋では焼き鳥がおすすめ

■中食の場合

新・3色食品群それぞれに相当する**「単品を組み合わせること」**がやりやすい。おにぎり、野菜のおかず、魚や肉、である。ヨーグルトやチーズでたんぱく質を補うこともできる。最近は、g表記があるおかずも販売されている。

私（堀口）は焼き魚もよく利用している。表示は「1食」で記載してあり、実際の重量は分からないので、少なくとも1回分の100g相当に近いと考えている。なぜなら一般的に1回の食事に焼き魚2匹は食べないから。

■外食の場合

中食のように新・3色食品群を考えながら単品をいくつか購入するより、定食やセットの利用が多いのではないだろうか。1食ですべての群をそろえるなら、別途何かしら**野菜を使った単品を追加する**。定食では、前後でどのような食事をしたかによ

るので量については記述しないが、目分量スケールで、出てきた食事を見て摂取量を決める。

居酒屋などのばらばらと注文した料理が運ばれてくる場合には、**焼き鳥**や**焼きとん**が利用しやすい。肉そのものはもちろん、野菜串があるから。食品群として把握しやすい。あとはおにぎりを食べればよい。ただし、ポーションのサイズは店それぞれなので、出てきた食事の量を、目分量スケールで考えて食べていく。

冷凍食品を上手に利用する

冷凍食品には、**調理済み食品**と野菜や肉のような**食材**がある。調理済み食品では、新・3色食品群のどれが何g含まれているのかは分からない。栄養成分表示でしか分からない。ではどうするか。まずは盛り付けて目分量。そして大事なことは、**食品表示**を見ること。原材料欄は、重量順に表示されているため、主たる原料が何かは分かる。

例えば、餃子（図表2-5）。何が一番重量として多いだろうか。表示では、具材と

図表2-5 冷凍食品の餃子の食品表示例

野菜［キャベツ（国産）、玉ねぎ、にら］、食肉［豚肉（国産）、鶏肉（国産）］、豚脂（国産）、粒状大豆たん白、食塩、植物油脂（ごまを含む）、チキンスープ、おろししょうが、おろしにんにく、清酒、砂糖、ポークエキス調味料、オイスターソース、白こしょう、皮［小麦粉、植物油脂（大豆を含む）、粉末油脂、還元水あめ、食塩、ぶどう糖］

出典：筆者（堀口）作成

重量順に記載されている。つまりこの場合は肉よりも野菜の方が多いということ

皮は別に記載されており、その順番は一般的に具材からである。すなわち具材全体の方が重い。では具材を見ると、餃子は「肉」のイメージがあるが、野菜、食肉の順番で、野菜が肉より重量がある場合が少なくない。**餃子を食べたときにたんぱく質が十分とは言いづらい場合がある**のだ。

また、冷凍食品に限らず多くの肉の加工食品には、大豆たんぱくが含まれており、動物性たんぱく質より吸収率が落ちる。私（堀口）ならば、たんぱく質に相当するものを追加し、野菜も少し追加。そしてごはん少なめと考え、皿に盛ってから、不足分を整える。

一方、食材としての冷凍食品はとても便利。冷凍食品は臭いもなく、食材がくたくたになっておらず、歯ごたえや輪郭の硬さを維持しているので個人的にはおすすめだ。前述しているように食材が偏らないことが、栄養のバランスをとるために重要なこと。**1食当たりに「さまざまな野菜を取る」**ために、特に利用しやすい。お弁当にブロッコリー、ラーメンの具にほうれん草など追加する。

外食・中食で同じものを食べ続けては台無し

外食・中食の1回分で新・3色食品群のすべてをそろえるのが難しくとも、メリットはある。それは、**日常利用していない食材や、調理できない食事を食べられる**こと。

私たちが健康的な体をつくるためには、さまざまな栄養素が必要である。食材おのおのに、さまざまな栄養素が含まれているが、私たちは、食材一つ一つに含まれている栄養成分が何か、確認することはしないし、知らない、または覚えていない。まして栄養成分の量をコントロールするのは至難の技である。栄養成分を計算によって日常管理しているのは、栄養士が対応している病者の食事だ。

私たちの食事では**「さまざまな食材を摂取することが、さまざまな栄養素を摂取することにつながる」**と考える。家庭で調理した食事は手に入れられる食材と身に付けている調理技術に限界があり、また調理をする人の食材の好き嫌いにも影響を受ける。そのため、**さまざまな栄養を満遍なく摂取するための外食・中食**なのである。同じものばかり食べていては、そのメリットを否定してしまう。すなわち外食・中食では、同じものを食べないことが健康につながるということである。

移動時間の食事は、立ち食いそばよりコンビニで

私（堀口）は、東京で働き始めてからは、昼食時間が**移動時間**になり、電車で近郊を移動し、昼食が十分に取れない場合がある。おなかがすいていないのに早めのお昼を食べれば、夕飯までにおなかがもたない。昼食を抜いても同じである。短時間で立ち食いそばをかき込むこともあったが、満足感は得られにくい。

この場合、新・3色食品群すべてを取ろうとせず、何かに集中する。コンビニエンスストアのイートインコーナーを利用して、果物とヨーグルトで済ませたり、車中で、たんぱく質が具材となっているおにぎりやサンドイッチを食べたり。これらは、長時間の空腹を避けるための食事と捉える。

「お酒を飲むから夜にごはんを食べない」では痩せない

夜の食事につきもののお酒。特に外食では、そうである。ダイエットをしている人からは「お酒を飲むから夜にごはんを食べない」と聞く。だから朝と昼に多めにごはんを食べるのも新・3色食品群の摂取からしたら間違ってはいない。しかし、1回の穀物の摂取量を150g（女性であれば100g）と決めているのに、夜にお酒を飲むからとその分を他の2食に分配して食べていたら、それは基準量以上で、目分量のスケールが狂う。

今、私（堀口）が試しているのは、イタリアンやフレンチのコース料理でパン、パスタといった穀類はコースの途中で出てくることを参考に、**お酒を飲む日でも、なるべく穀類を食事中に食べる**こと。気を付けているのはもちろん量。「最後に食べる」のではなければ酒量が減る。自宅での飲酒では、「飲みながら食べる」のではなく「食べてから飲む」。私（堀口）の場合、これにより酒量は減らせた。

その他、お酒を飲むときの自分なりのルールを決めている。

■お酒とともに水を飲む

水を飲むことで、おなかもふくれる。外食の際には、お酒と同量以上の水を飲むようにしている。水を飲むことで二日酔い防止にもつながる。自宅での飲酒では、水をあまり飲まないことに気付いた。水は飲む量を意識するためペットボトルで前もって用意することにしている。

■翌朝、翌日の食事は、おなかの具合に合わせる

外でお酒を飲むと、食べる量も増えているのもあって、翌朝おなかがすいていないことが多い。それでもある意味真面目に「1日3食」「朝食を食べましょう」のフレーズが頭にあり、以前は無理に食べていた。当然ながら、太る。前日のことを考えれば1日2食でも問題はなく、そして1日分の3分の2以下の量を食べればよいのだ。それこそ適量飲酒ができなかった翌朝は、空腹感がない。

食育では、朝食を食べる習慣は「食事の栄養バランス」「生活リズム」「心の健康」「学力・学習習慣や体力」の4つと「関係しています」としている。先に35ページで述べたように、**エビデンス（科学的根拠）レベルが十分でない**のである。「1日3食」も佐伯博士は3食が同程度の量と言っている。おなかもすいておらず、前日にいつもより多くの量を食べておいて、朝食で1食分を食べる。それは食べ過ぎにつながるではないか。

多少の欠食日があっても構わないと解釈し、空腹感がない朝には、エネルギーの過剰摂取を帳消しにし、また胃腸を休めることにしている。昼食までにおなかがすけば、お菓子を食べたり、ヨーグルトを食べたりと、補食（間食）する。

小腹がすいたら「個包装のお菓子」で食べ過ぎ防止

高校時代、近所においしいケーキ店ができた。おやつに食べていたら、これまた急激に太った。平川さんにおやつについてたずねたところ、アドバイスは「ご褒美」。だから外食でのドルチェやデザートを楽しむ。また、小腹がすいたときに血糖値を下げ過ぎないために少し食べる、とのこと。エコにはならないのだが、**個包装のお菓子**を購入し、数を決めて食べることにしている。

コンビニ食の添加物は必要以上に怖がらなくて大丈夫

コンビニエンスストアなどでの中食において、**食品添加物**や**脂質**を気にしている人がいる。食品添加物を「良い添加物、悪い添加物」という言い方をしている人もいる。食品添加物の健康影響は、食品安全の仕組み（リスクアナリシス）やリスク評価、私たちの体内での代謝、食品添加物を用いる理由について理解する必要がある。

食品添加物を始め、食品の安全を担保するために、食品個々に対して国は食品健康影響評価（以下、リスク評価）を実施している。そもそも、私たちが摂取している非栄養物質は、代謝によって体外に排出され、蓄積されるものではない。非栄養物質とは、食物繊維、アルコール、炭酸飲料、例えば野菜そのものが持つ香りの成分（香気成分）である化学物質、食品添加物、医薬品、魚介類に含まれる水銀、汚染物質（米に含まれるカドミウム、海藻に含まれるヒ素など）などである。アルコールは肝臓で代謝され、蓄積されないことを知っている人は多いが、その他の物質も肝臓で代謝される。食物繊維は例外で、小腸で消化・吸収されずに、大腸まで達して排出される。

食品添加物は、**リスク評価の結果から「健康影響がない」と判断されたものしか使用できない**。健康影響が確認できたものは、そもそも使用が認められていない。また、体内に蓄積されるものも、認められない。リスク評価では、複数の動物実験によって有害影響が認められなかった最大投与量（無毒性量）から、ヒトが一生涯にわたって毎日摂取し続けても、健康への悪影響がないと考えられる1日当たりの物質の摂取量（許容1日摂取量：ＡＤＩ）を決定する。それは、無毒性量を一般的には１００（安全係数）で除した値である。そして実際の使用基準はそれよりも低い値を設定している。リスクアナリシスの仕組みが整ったのは今から約20年前であるが、それ以前から使用され現在も継続して使用されている食品添加物は、健康影響が報告されていない物質なのである。

物質個別に対してリスク評価を行っているが、**複合影響**を気にしている人たちもいる。細胞に作用する量の化学物質を複数与えようとするときに相互作用が起こることがあり、それを複合作用という。化学物質である医薬品はそもそも細胞に作用する量を投与し、治療するものだから相互作用が起こりえる。一方、食品添加物は、細胞に作用しない量の化学物質であり、これらをいくつ摂取しても、作用が現れる可能性は極めて低い。なお、残念ながら、今のところこの複合影響を評価する方法はない。

また加工食品の場合、家庭よりも衛生的な環境で作られているのが前提ではあるが、低温で増殖する食中毒の原因となる菌もいる。それらの増殖を抑えるために、亜硝酸塩やpH調整剤が使われている。

脂質の取り過ぎ対策にも「同じものを食べ続けない」

ダイエットでは、特に外食での食事の選択において**脂質**への注意が促されている。本書で提案している食事は、栄養ではなく**食品**を見ており、また単に新・3色食品群として考えるだけでなく、その**量**を決めているところがポイントである。外食・中食は、野菜以外の食品群の量が多いということには触れてきた。それらの食品群について基準量を超えて食していたら、脂質が多くなって当然であろう。基準量を取ることで脂質もコントロールできると考えている。また**毎日同じものを食べない**ことも指摘した。「同じでない」のは食材だけでなく、揚げる、焼く、煮るといった**調理法**も、である。それもまた、脂質の過剰な摂取を防ぐことにつながると考える。2019年国民健康・栄養調査（厚生労働省）によれば、外食および中食の利用頻度が「毎日1回」「毎日2回以上」とした者は、40歳代男性で外食が8・1％、中食が9・1％。「毎日1回」「毎日2回以上」の利用者であれば、特に、新・3色食品群とその量、そして同じものを食べないことに留意してほしい。

CHAPTER 2

6

「満腹感」までもコントロールする

適量の食事で「満腹感」を得なければ痩せない

これまで、食品群の量について説明してきた。さて、実際の食事の場面を思い浮かべてほしい。出された食事に「足りない」と思うこともあれば「食べ過ぎた」、すなわち**満腹感**で満たされることもある。決して基準量があっての感覚ではない。同じ量でいつも満腹感がおとずれるかといったらそうではなく、時によって違うことは皆経験済みである。

私たちの体には、残念ながら、摂取した食事の量や栄養を、食事中または食後に正確に把握する仕組みが備わっていなく、私たちの摂取量のコントロールは「満腹感」

に依存している。「満腹感」には、摂食の停止を引き起こすための「満腹感」と、さらなる摂取を抑制する食後の「満腹感」がある。

「適切な量を食べて満腹感が得られる」かどうかは、現在の身体状況、すなわち体重による。太っている人は当然、エネルギー過多になっていて食べ過ぎているのだから、適切量にした場合「少ない」と感じるはずである。その**適切量で「満腹感」を得るようにしなければならない**。和食で使用する飯わんや汁わんを私たちは手で持って食べる。私たちの脳は、手に持ったわんを含めた総重量を食べた量と認識してしまうことを実験心理学者は指摘している。ならば、少し重めのわんを使い、「十分食べた」と思わせることも、量に満足いかない人にはおすすめする。

「満腹感」は血糖値の上昇によって得られる

私たちは、食事の摂取量を感覚的に得て「食べ過ぎ」といった表現をする。しかし、その実際の摂取量は分かっていないことがほとんど。「満腹感」は、食事開始から約20分経過したころの**血糖値の上昇**で得られる。そのため**「食事に時間をかける」**ことがダイエットではよくいわれてきた。早食いだと、食べ終わってもまだ血糖値が上昇しておらず、その時点で満腹感を得られていない。そのため、それ以上何かしらを食べようとしてしまう。

これまで耳にしてきたダイエット方法の、「歯ごたえのあるものを食べる」「よく噛んで食べる（咀嚼回数）」「食事中に度々箸を置きながら食べる」「小さいスプーンやフォークを使う」「利き手でない手で食べる」「会話をしながら食べる」はいずれも、「食事に時間をかける」ための方法。すなわち、血糖値の上昇を期待するものである。

しかし、通常の食べ方でない「小さいスプーンやフォークを使う」「利き手でない手で食べる」といった方法の習慣化は厳しい。習慣化されたらそれはまた早く食べられるようになっていると想像できる。これらを実践して、食事時間が延長されたからといって満腹感が必ず得られるのだろうか。

小さい器に盛れば「山盛り」に見える

心理学実験から、見た目を多く見せることによって、満腹感を増加させるとの報告がある。盛り付けや食材のカットの仕方によっても、満腹感が変わることを示している。そのため、**小さい器を使用する**ことをおすすめする。見た目を「山盛り」にするために、小さい器を使い、満腹感を誘うのである（111ページ写真2-1参照）。

早食いだけでなく、1人で食事を取れば（孤食）、おしゃべりをすることもなく必然的に早く食事が終わってしまう。そこで私（堀口）は、生理学的に満腹感を得るために、食事にかかる時間の目標を10分以上にしている。1人で20分はとても無理である。その10分でさえ早食いの私にはハードルが高く、食事時間を測っていて、ナイフとフォークを使った食事の場合に10分以上かかることが分かった。しかし、和食をナイフとフォークで食べるわけにはいかない。

食事時間を気にしながら食事をするようになってから、また、**1食の皿数が少ないと食事時間が短くなる**ことも分かった。例えば、丼ものである。

「ながら食べ」のリスクを理解して、あえて利用する

昔は、テレビを見ながら、本を読みながら食べるのは良くない、と食事のマナーとして注意されていた。近年では、スマートフォンやタブレットを使用しながらの「ながら食べ」。私の食事は**「ながら食べ」**に該当しないわけではない。

「ながら食べ」を検索すると、食事に集中できていないため「太る」と出てくる。研究によって、食事中にテレビを見たりゲームをしたりすると、食事に対する注意は妨げられ、食事に対する記憶が減少し、その後の摂取量が増加することが明らかになっている。ゲームをしながらスナック菓子を1袋食べてしまっていたという現象は、これで説明できる。最近聞かれる「マインドフルイーティング」は食事を意識して食べることであり、「ながら食べ」の逆であることがお分かりだろう。

血糖値の上昇だけで満腹感が説明できないことを認識し、「ながら食べ」のリスクを認識しつつ、私は、致し方なくラジオニュースを聞きながら、時には疑問に思った内容についてスマートフォンで調べたりしながら食事をしている。食事時間中にそれ

以外のことを「する」「しない」の2択でなく、「程度」を考えながらの「ながら食べ」である。

「食品の見た目」や「誰と食べるか」……摂取量には「満腹感」以外も影響する

摂取量は、私たちの感覚（満腹感）や食べ方以外からも影響を受けていることが、心理学や認知科学の研究から明らかとなっている。それは大きく**「食品周辺環境」**と**「食環境」**に分かれる。

「食品周辺環境」は、器の大きさ、食品のポーションサイズ、パッケージの大きさ、食品の見た目、同時に提供される食品の味や見た目のバリエーション、食品の存在が意識に上がりやすくなることなどである。

「食環境」は、雰囲気、照明、音（騒音、音楽）、誰と食べるかなどである。私たちの体に食事量をコントロールする能力が備わっていないのだから、これらを積極的に上手に利用していきたい。

量を把握するためのスケールとして飯わんや皿について説明した。その器が摂取量に影響を与えるのだから、器の大きさを考えなければならないということである。それは、**小さめの器を使う**こと。当たり前のことだが、小さい器に大量に盛り付けることはできない。

飯わんであれば、一般的には男性用といわれている4寸でなく3・8寸を推奨する。私は、この食べ方を身に付けてから、使用していた器のサイズがかなり小さくなった。飯わんも、子供用のサイズである。糖尿病の人が、小さい器を探すと子供用のものしかないとのことで、大人が使う子供用サイズの器を作るメーカーも最近は散見される。

また丼も、小丼にすれば、うどん半玉でも麺が少ないなどとは思えない量になる。ラーメン丼もサイズがいろいろある。実家にあった昔の丼を使うようになったら、市販のインスタントラーメン（袋麺）ではあふれてしまうことが分かった。ロングセラーを続ける袋麺の麺量はいかに少ないかも確認して分かった。先述した、**満腹感は「山盛り盛られている」という見た目にも影響される**ことからも、小さい器の使用をおすすめする。そしてそれにある程度の重さがあることだ。

パッケージやポーションサイズが大きい食品を、残すことなくそのまますべて食べてしまえば当然摂取量は多くなる。適切量が入ったパッケージやポーションサイズの食品が好ましいということである。112ページでは、おかずに使う皿について、量を確定した上で盛り付けるようにと説明した。ごはんをどれだけ飯わんによそうか、ごはんの量ではなく飯わんが基準になっていないか。食事を器やパッケージに合わせるのではなく、**適切な量に、器を合わせていく**ことなのだ。中食で調理済み食品を購入する際には、「山盛り」に見せる小さめの器を購入し、量を確定させ、それを器に盛り付け、満腹感を高める。

同時に提供される食品の味や見た目のバリエーションが多様であるほど、その摂取量が増加する。これは主菜・副菜といった皿数以上の話である。例として、味の違う食品を食べ比べと称してそろえたり、キャンディーの色違いがあったりすると、より多く食べてしまう。また透明のビンに入れておくなど目につき、食品の存在が意識に上がりやすくなることも、より多く食べてしまうことにつながる。ならば、おやつは、見えないところに隠しておこう。

食環境では、気温の低いところでは、高い環境下に比べてより多くの量を食べるようになることや、明るい照明の場所よりも、ろうそくなどの暖色で暗い照明の場所の方が、食事量が多くなることが分かっている。自宅では、快適な室温で、明るい照明

4. **人間環境**：一人きままな食事、大勢でにぎやかにといった誰とどのように食事をするのか
5. **嗜好性**：食事の見た目や思い出の食べものなど
6. **経済性**：金銭面

またこれらは、男女や年齢によっても異なっている。そのため、個々人で、何によって満足が得られるのか、見つけ出していってもらいたい。そしてそれを日常の食事に反映するように試行錯誤するのである。私たちがとやかく指示や指導、教育することではない。

ちなみに、私（堀口）は、お気に入りの食器を使うことや、和洋中華といったバラエティーに富んだ食事、コンビニの調理済み食品で満足が得られることに気付いた。

「おいしさ」は食べる量に関係する

今回の取り組みのきっかけをつくったのは**病院食**であった。それは、何を食べるか

を考える必要なく提供され、またメニューが何かとわくわくし、そして私にとってはおいしかった。

ところが、この病院食は「おいしくない」と患者のみならず、栄養士以外の医療職からも指摘を受けることが少なくない。医療職からの指摘は、いくら栄養のバランスがとれている食事を出しても、おいしくなければ食欲が減退して残してしまい、そもそも栄養にならないと厳しい。

病院の売店で販売されている食品を購入している患者はよく見かける。病院食の量に満足できなかったり、おいしくなくて残してしまい不足分を補ったりするために購入していると想像できる。おいしくなければ、食べないという行為に結びつき、栄養成分やエネルギーの摂取不足にもつながる。

栄養士は「食」の専門家と言われるが正確には**「栄養」**の専門家。標準的な味を作ることは学んでいるが、どのようにしておいしくするのか、味の追求については、学びは十分でない。おいしく作ることを学んでいるのは、調理師。もちろん調理師免許を持たずして名店などで修行をし、おいしく作れる料理人はいる。おいしさを味わい、その作り方のコツを教えてもらう機会として外食することも、大事なことである。

知識だけでなく、感性を研ぎ澄ませる

　今回提案した食事を1日分食べた際に、量については人によって感覚が異なるだろう。これまでの1食の量とかけ離れて少ない場合には、「満腹感」を得るのは難しい。すなわち、実践は、論理的に組み立てて提示された栄養や食品群を知り、それが目の前に出され食べるだけにおさまらない。「満腹感」や「満足感」といった感覚が得られなければ、挫折する。

　食事の量と内容を考えるだけでなく、**「満腹感」や「満足感」を得るための工夫**を重ね、感性を研ぎ澄ませていくことが、栄養を満遍なく取る健康的な食事への道なのである。

CHAPTER 2
7

健康管理は、自分で責任を持つべき

自炊にこだわるよりも食事の「選択」ができるかどうか

健康づくりにおける主な取り組みは、**運動**と**食事**。健康管理のための運動は、トレーナーのサポートがつくことはあっても、自分の体を自分で動かすしかない。ところが、食事については必ずしも自分だけで、ではない。

病院では栄養のバランスがとれた食事が提供されたが、病院から一歩外に出たらそうはいかない。そのため、外食にしても1人、複数人の場合と、その都度その**食事の役割**、**目標**を考えるようになった。1人で外食するには、いろいろな食材を食べ、またたんぱく質を食べる機会と捉え、ジャンルを考える。そして、量をイメージしてお店を選択。人数が多く鍋料理の場合は、野菜を食べる機会と考えたりする。その野菜の量も、100g以上を量って1人で鍋をして初めて分かった。以前は食べ過ぎていた。

食事を考えるときの基本単位が**「1日」**と説明した。その1日の食事すべてを自分で考え準備できるなら、当然、栄養バランスのとれた食生活への転換ははかりやすく、かつ維持しやすい。自炊かどうかが重要なのではなく、**自身の食事を自分で選択できるのか、あるいは、提供された食事の目標が何かを考えられるか**、なのだ。外食・中食という枠で考えるべきでない。

食事の内容は、夫婦2人だけの時、子どもが生まれ育ち盛りの時、単身赴任、そして孫が生まれてからなど、いくつかの場面で変わる。「この年齢で、息子に合わせたとんかつや唐揚げが続くとつらい」「孫に合わせてステーキとカレー」と、食事は子どもや孫に合わせた内容になっていることが多いのではないだろうか。その際に、**自分の基準**を持ち、それに照らし合わせて食べていくことが重要である。つられてスポーツをしている子どもと同じように食べていたら、代謝も消費量も異なれば、当然体重に変化が表れてくるだろう。

ＳＮＳなどで、単身赴任の夫のために冷凍弁当を宅配しているのを見かけるが、栄養のバランスがとれた食事の提供なのだろうか。キッチンは、衛生管理が工場と違い十分ではない。また宅配はたとえ冷凍であっても、専用ではない。食中毒など安全性の観点からおすすめできるものでない。自分の食事は自分で選べるようになっておくべきである。

調理のサポートがなければ「量」を意識した食事を

健康教育において、人々の行動が健康に結びつく好ましい行動へと変わること、すなわち**「行動変容」**を促すアプローチがいくつかある。禁煙への取り組みでは、**「ステージモデル」**（図表2-6）が有名であり「行動変容」とネット検索するとそれが出てくる。ステージモデルでは、行動を変えるために5つのステージを通ると考えられている。この本を手に取った人は、そのステージの「関心期」（6カ月以内に行動を変えようと思っている）か「準備期」（1カ月以内に行動を変えようと思っている）のいずれかのステージにいるのだろう。

図表2-6 行動変容のステージモデル

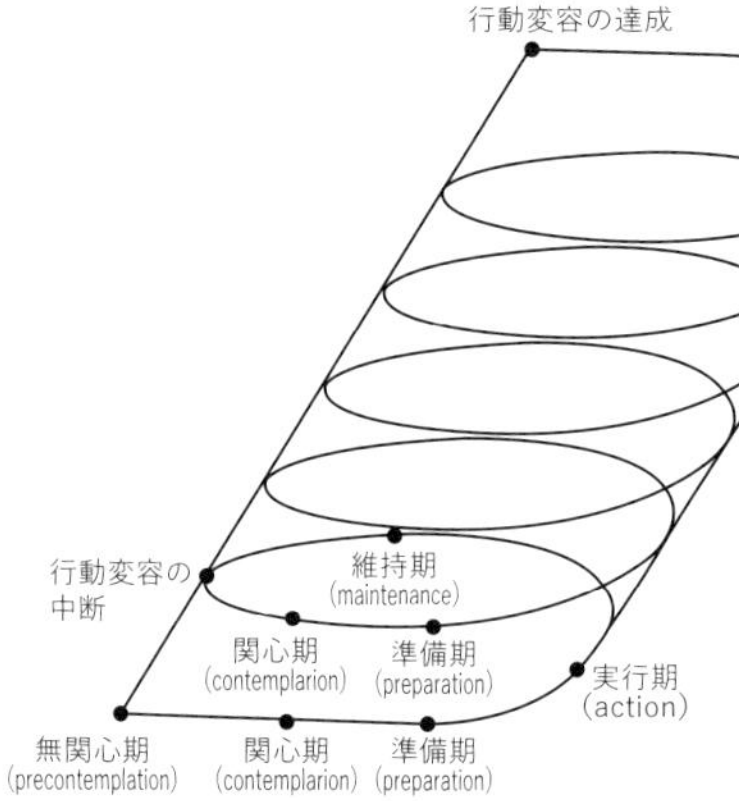

出典：中村正和「栄養学雑誌vol.60 No.5」(特定非営利活動法人 日本栄養改善学会、2002年) 213-222

さて、その他のアプローチとして社会学者が考案した**「プリシード・プロシードモデル」**（図表2-7）がある。行動変容に必要なさまざまな要因を分析し提示したモデルであり、それらがすべてそろうことによって行動変容が起こるとしている。要因には「知識」も当然含まれるがビジネスの世界でもよく聞く「自己効力感」も含まれている。これまで記述してきた内容はモデルの要因でいえば**「知識（考え方）」**を提示、整理し、錯覚を利用するといった**「技術」**を伝えているものである。

しかし、それだけでは行動を変えることは難しく、行動を変えたことによって

図表2-7 プリシード・プロシードモデル

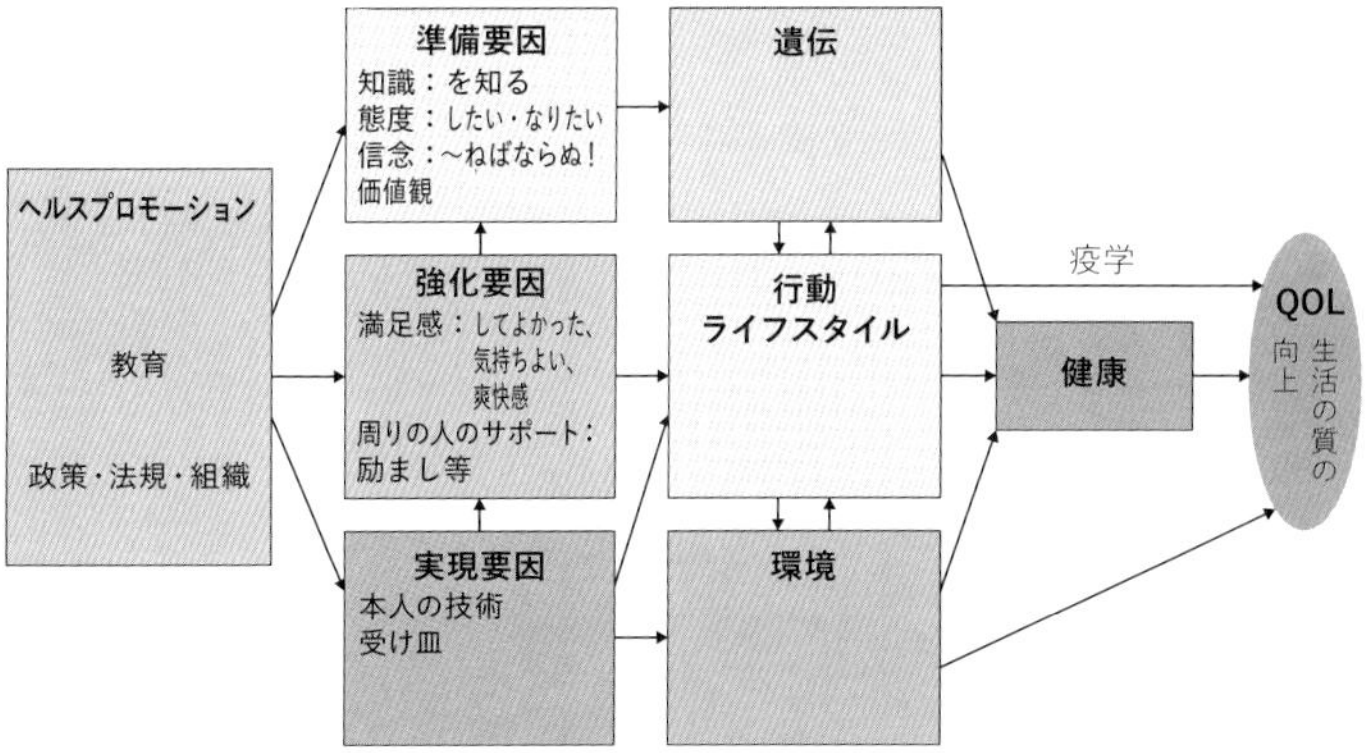

出典：グリーンLW，クロイターMW著、神馬征峰訳「実践ヘルスプロモーション PRECEDE-PROCEEDモデルによる企画と評価」（医学書院、2005年）

得られる**「満足感」**（例えば体重が減ったなど）や**「周りのサポート」**がある。食事の場面場面でどのように「満足感」を高めるのかについても述べてきた。そして、ここでは「周りのサポート」について考える。これは、行動変容をする当事者の周りの人々の声かけや行動を指し、まさに食事を提供する他者のことである。

個人でも難しい食事の管理をまして他者に任せてしまうのは、任せられた者も困ったものである。他者を尊重しつつ、任せるのではなく、また指示を出したり、苦情を言ったりすることでもない。家庭内のサポートについて、第三者がとやかく言うのは筋違いだから、ここではあえて言及しない。モデルにあるように、サポートが得られれば、取り組みやすいことは間違いない。食事の提供を担う人が家庭内にいるのであれば、ぜひ一緒に取り組んでほしい。それは、食事を提供する相手が食べる食事の内容と量を考えてもらいたい、ということである。

万一サポートを得られないのであれば、家庭で食べていても外食と同じように**「量」と「食品群」**を意識し食べること。

CHAPTER 3

ビジネスパーソンの食事を拝見
——食事改革実践記録

食生活を、ちょっとだけ変えてみる

平日のお昼ごはんだけでも効果アリ

堀口先生が骨折入院をきっかけに、2人で考えた食事法が本になり、それを読んだ私（平川）の弟（40代半ば）は、食生活を変えていた。弟は、勤務時間が朝7時からのため、朝ごはんは食べない派。お昼ごはんはもっぱら職場の近くでラーメン、夜は実家で母親の作る食事、晩酌し、土日はラーメンやお寿司などその時々に食べたいものを食べていた。今も朝抜き、夜は母の作る食事で晩酌と変わらない。ただし昼ごはんは職場の近所（目黒）で手作り弁当を購入するように。お弁当屋さんがお休みのときには、コンビニで購入したサラダとヨーグルトを食べているという。弟は、ヨーグルトを食べたのは中学生以来かもしれないというくらい、全然食べてこなかった。変わったのは、平日の昼ごはんのみ。1年後、健康診断の結果が、アルコールに関する項目以外すべてAに改善。これには本人も家族もびっくり。この食べ方、堀口先生だけのケースではなくて、健康な体づくりの効果が表れる食べ方ではないのか。

食生活は人それぞれ

今回、食事改革に取り組んだ4名のビジネスパーソンはすべて男性。年齢は30代から50代。参加した動機は、健康診断で指摘され痩せたい人もいれば、自分の食事の内容が適切なのかどうかを知りたい人もいた。本章の中でも、キャッチなコピーの「痩せる」が目立ちはするが、決して安易なダイエットを勧めているわけではない。

食事が健康状態とは無関係に「変わる」きっかけが、人生において数回ある。例えば、一人暮らしの学生生活、結婚、単身赴任、また家族の誰か、例えば子どもや孫などを優先した食事など。食事を与えられるがまま摂取していてよいのだろうか。その量は適切だろうか。また、長年習慣化されている食べ方や食品、そして慣れ親しんだ個々人の食文化も尊重されるべきと考えている。決して主食・主菜・副菜、1日3食といった用語に自身の食事を無理矢理合わせることではない。4名のビフォー・アフターから何かしらのヒントをつかんでもらえたらと思う。

CASE 1

毎日菓子パンといもを食べて体重が100kg超に！食べる「量」を減らしするすると痩せていった

Aさんはこんな人

ご夫婦とも中国出身。大学、大学院と日本で過ごし、現在の会社に就職し、研究職として勤務。家族との外食は、食べ放題や焼き肉で、おなかいっぱい食べていた。取り組み出してからは、定食中心のファミリーレストランなどに行くようになり、量を意識して食べている。

年齢／40代前半

身長／177cm

体重／100kg→88kg（食事改革後）

家族構成／妻、子ども（小4）

仕事内容／商品開発(外勤中心)

現在の主な調理担当／妻。自身が作ることはほぼなし

自炊経験／約8年

自宅での飲酒頻度／休日のみ。缶ビール350mlを1缶

運動習慣／テニスを週1回程度

これまでの食生活

BEFORE

朝は菓子パンが中心。食物繊維が不足していると栄養士から指導され、さつまいもを選択。体重は増える一方で100kg超に。スーツが着られなくなってしまった。

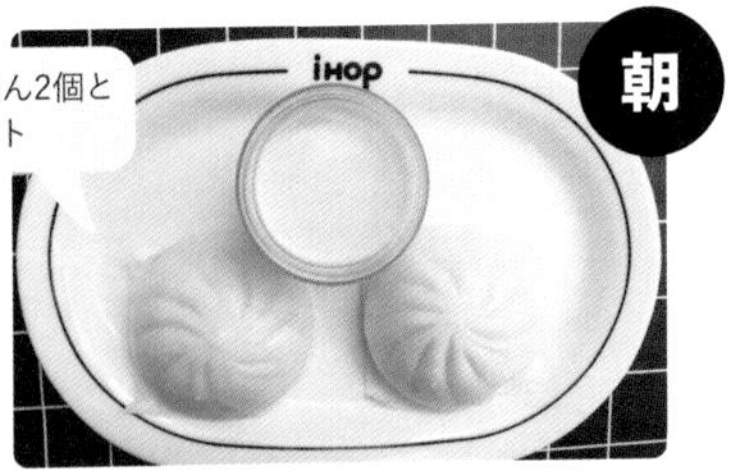

朝は肉まん2個とヨーグルト

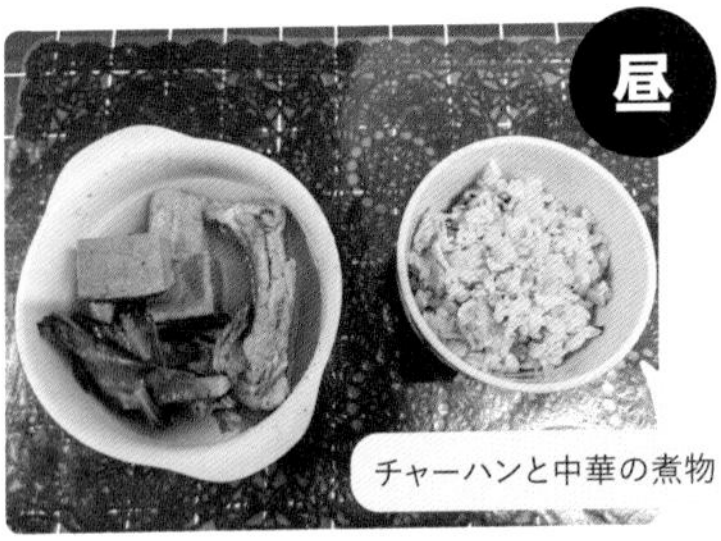

チャーハンと中華の煮物

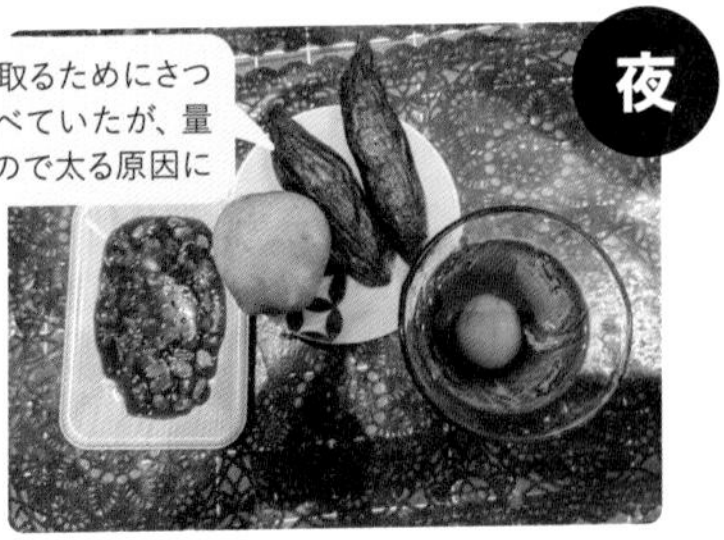

食物繊維を取るためにさつまいもを食べていたが、量が多過ぎるので太る原因に

食事改革後の変化

AFTER

朝はシンプルなパンへ。「体に良い」と言われ取っていたさつまいもも、量を意識し、減らすだけで体重が減った。

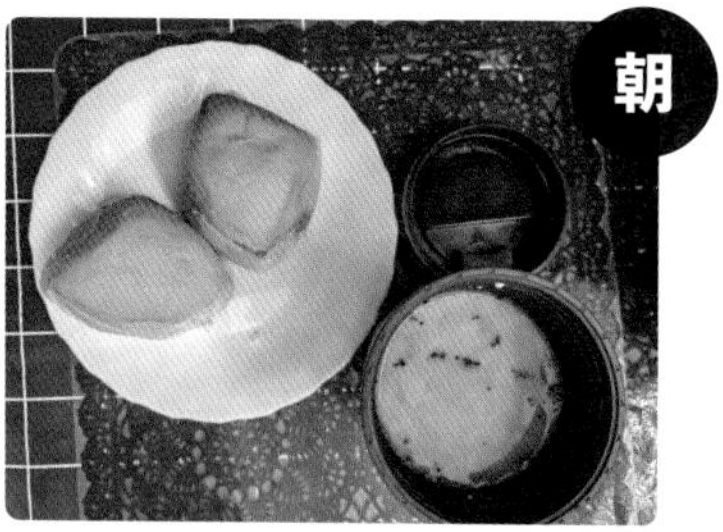

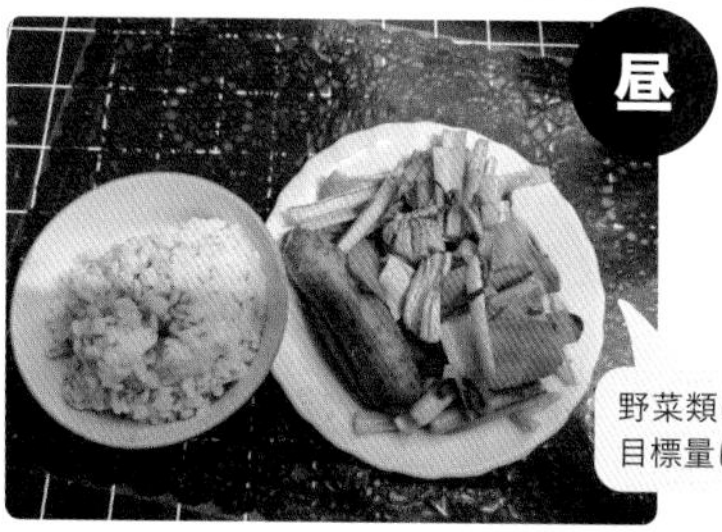

野菜類の1日の摂取目標量は300g以上

芋の量を調整。2本から1本へ。新・3色食品群ではいもは野菜類に分類

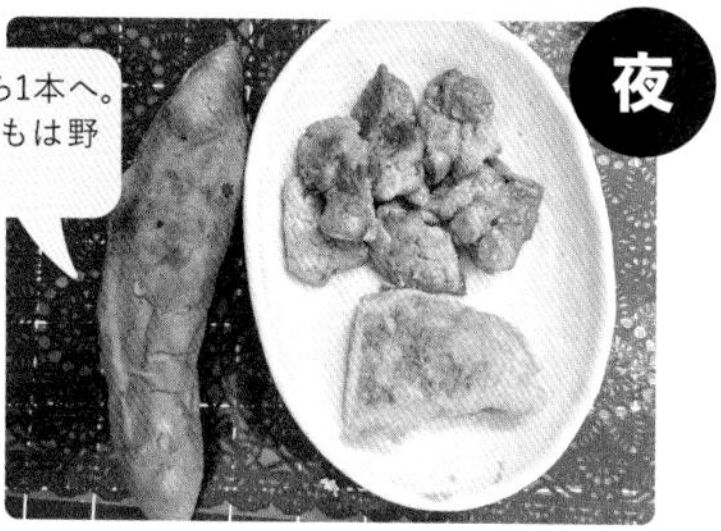

食事改革に取り組んでみて

今回の取り組みを始めてから、会食や出張などで自宅で夕飯を食べられなかったのはどれぐらいだったか。

1カ月で5回程度。会食と家族との外食。家族で食事に行く際、以前は食べ放題で満腹になるまで食べたり、焼き肉に行くことが多かった。この取り組みを始めてからは、行くお店が変わり、ファミリーレストランで定食（のようなもの）を頼むことがほとんどとなった。

食事や食生活に関する「こだわり」や「定番」「規則」など、決まっていること・決めていることがあるか。

朝ごはんはパン2個とコーヒー1杯。取り組み以前は毎朝菓子パンを食べていて、体重が増えた。今はシンプルなパンに何もつけずに食べている。

自分の食生活や食事の内容について、取り組んでから気付いたことは何か。

食事量が減った。以前は食物繊維を取ることを意識していたので、さつまいもをたくさん食べていたが、取り過ぎていたことを指摘されて量を減らした。このような誤解が多かったことに気付いた。野菜を取れるようカット野菜を利用したり、レタスを追加したりしている。野菜料理のバリエーションが少ないのが悩み。

今回の取り組みで、食生活や食事の内容だけでなく、変わったことは何か。

体重がゆるやかに減っている。体が軽くなったと感じている。３Lサイズの作業着がぶかぶかになった。食事改革は気軽に実行できて負担が少ないと感じる。

今回の取り組みで、うれしかったことは何か。

専門家に気軽に質問できるのが良かった。

今後も取り組みを続けていく上で、必要だと思うことは何か。

「１００ｇ」のイメージがまだ完全にはついていないので、例えばアプリなどで簡単に分かるとよいと思う。

今回の取り組み前後で、家族から言われて印象的だったこと。

毎日「新・３色食品群」をそろえることが大変。作られるものが限られているので、レシピなどがあればうれしい。

総評（堀口）

昼食と朝食を「**考えて食べる**」だけでゆるゆると効果が出てきています。私たちがZoomでお話ししたのは4カ月で3回のみ。写真を見ながら、こちらがコメントして質問を受けてやりとりをして実行してもらいました。栄養士でない私でも栄養以外の量と分類についてコメントができます（栄養士は業務独占の資格でないので法律違反にはならない）。

全体量が適切かどうかも分からず、「**〇〇が良い**」と言われたら何を減らすべきか分からないし、**単純に追加になる**のは当然です。総量を分かっている栄養士と一般人は異なるので、栄養指導の落とし穴だと再認識できました。また一度にたくさんを要求するのでなく、**少しずつ改善していく**というのが良かったように思います。

中国でどのような栄養教育がされているか分からないので、**食文化を否定せず**、まず新・3色食品群による食べ方を説明しました。Aさんの家では1週間の食材を週末にスーパーマーケットでまとめ買いをして、その食材で1週間を乗り切るとのこと。お米を食べるときは、お粥やチャーハンが多く、日常的に肉まんなどを食べているのは**育った地域の食文化**。そこは変えずに調整することにしました。

最初のインタビューで、肉類が多いので魚を入れることはできるかと質問したところ、奥さんは魚が苦手とのこと。そのため、**肉類（加工肉含む）、卵、豆腐**を中心とすると決めました。穀類は**ごはんと麺を重ね食べ**している日があったので、どちらかにすることも伝えました。そして「ゆるやかに痩せました！」とAさん。今回の取り組み後、Aさんの栄養摂取はまだ十分とは言えませんが、**食事量のコントロールに成功**し、減量できました。

総評（平川）

CASE 2

炭水化物と肉中心の食生活 改革後は常に野菜類と食品群の量を意識して取るように!

Bさんはこんな人

若い頃は、バスケットボール部に所属し、体格がよい。共働きで、奥さんの帰宅時間が遅いため、夕食の支度はBさんが担当。調理をしながら晩酌をしている。1週間の夕飯をすべて外食で済ませたり、カレーを食べ続けたりすることもある。冬は鍋が多い。

年齢/30代後半

身長/183cm

体重/
103kg→98kg(食事改革後)

家族構成/妻

仕事内容/マーケティング(内勤中心)

現在の主な調理担当/自分

自炊経験/学生時代から10年程度

自宅での飲酒頻度/2日に1回程度。缶チューハイ360mlを2缶

運動習慣/40分のウオーキングを週4日程度

これまでの食生活

BEFORE

朝ごはんはヨーグルトとフルーツのみが定番。写真を撮り、改めて見ると炭水化物(穀類)と肉類が多く、食べている食材の数が圧倒的に少ないことに気付いた。

朝

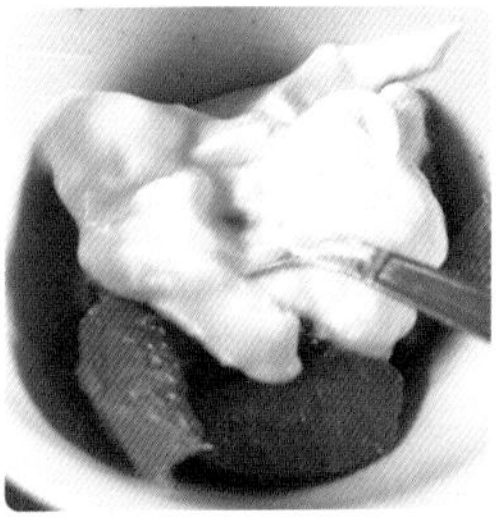

昼

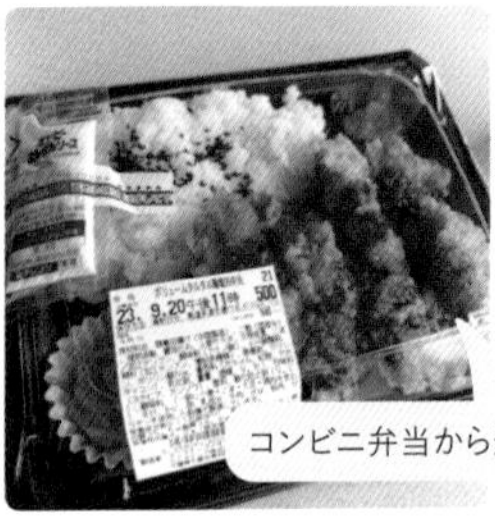

コンビニ弁当から選択

夜

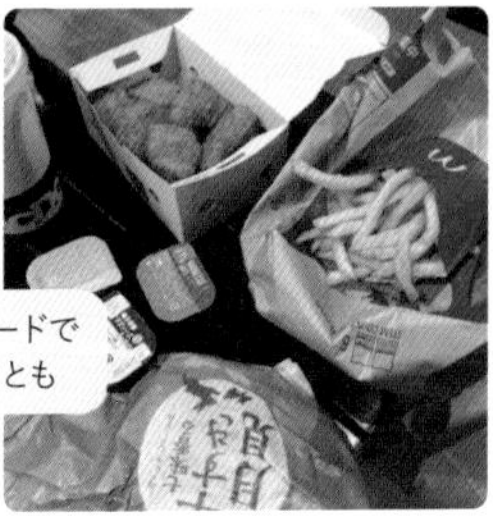

ファストフードですませることも

食事改革後の変化

AFTER

家での食事はもちろん、外食や中食の場合でも必ず野菜の総菜などを購入するようになった。コンビニ弁当やスーパーの野菜総菜は量などの記載が詳しく、分かりやすいのでこれからも活用していきたい。

朝

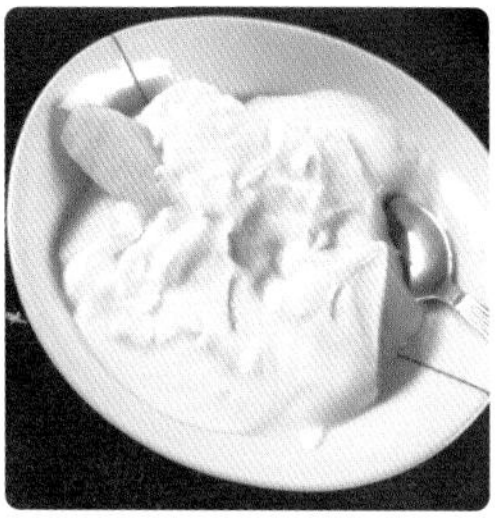

昼

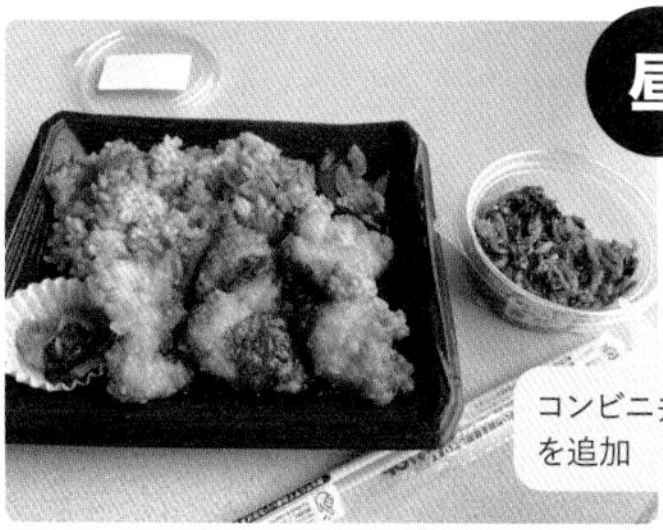

コンビニ弁当に野菜総菜を追加

夜

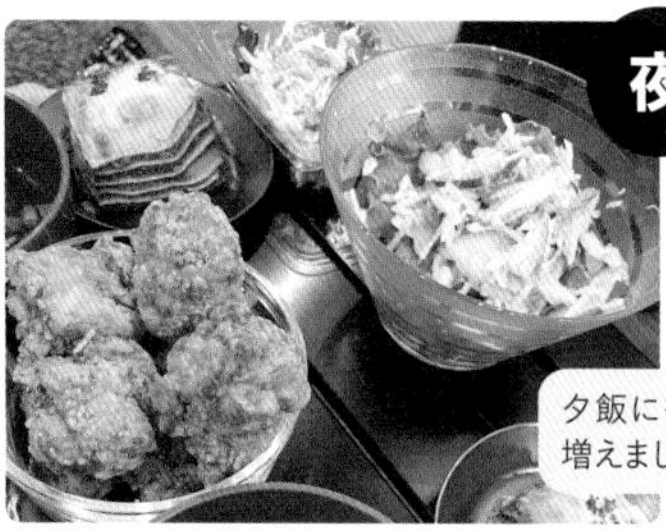

夕飯にも野菜が増えました

食事改革に取り組んでみて

今回の取り組みを始めてから、会食や出張などで自宅で夕飯を食べられなかったのはどれぐらいだったか。

1カ月で10回程度。

食事や食生活に関する「こだわり」や「定番」「規則」など、決まっていること・決めていることがあるか。

朝ごはんはヨーグルトとフルーツのみ。これは食事改革前後でも変えなかった。

自分の食生活や食事の内容について、取り組んでから気付いたことは何か。

食材の数が少なかった。特に炭水化物と肉類に偏っており、野菜が不足していることに気付いた。

今回の取り組みで、うれしかったことは何か。

量目と品目を意識して食事をすることで、体調が良くなっている感覚があった。

今後も取り組みを続けていく上で、必要だと思うことは何か。

外食などで食べ過ぎてしまった場合、この超過分を調整するのに調整すべき目安があると分かりやすく、また忘れずにできると思った。

今回の取り組み前後で、家族から言われて印象的だったこと。

妻も一緒に取り組みたいと言ったので、ともに取り組んだ。

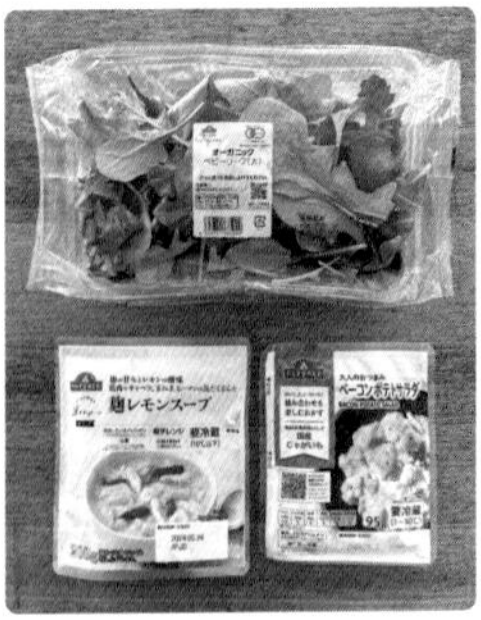

スーパーやコンビニで買える
野菜類一例

総評（堀口）

野菜の摂取量は1日350g以上ということをご存知ありませんでした。そしてそれが実際の食品でどのくらいの量になるかも当然分かりません。自分の現状の食事がどうなっているのかが分かっていなければ、取り組みようがありません。「栄養」指導ではなくて、**まずは自分の食事がどうなのか、の気付きへのアプローチが重要**と分かりました。また、出張が重なると食事のコントロールが難しいと言われていたので、取り組みは**1週間のうち5日間を目安に**、と伝えました。

遅い時間の夕飯を早めましょうというような提案をしても受け入れられるとは思えません。外食でどのような食事を選択するのか、個々人の食生活のスタイルを尊重し、質を高めていくことをともに考えていかないと継続するのは難しいと実感しました。今の働き盛りは、共働きも少なくありません。**食事を準備する担当もさまざま。自分の健康を考えることが、ともに食事を取る人の健康にもつながります。**

インタビューの最初に飯わんのサイズを聞いたところ、持っていないとのことで、びっくり。ごはんと味噌汁といった、**いわゆる和食を家庭で食べない人もいることが分かりました。**そのような人たちに主食・主菜・副菜といった説明では伝わりません。栄養だけではなく、**食べるときの食卓まで含めて聞いてみないと分からないことが多い**です。

夕食を食べるまでに時間があるので、夕食でのドカ食いを防ぐために、支度中には酢昆布やナッツなどを軽く取ることを提案。30代なので代謝が活発と思われ、取り組みから2週間ですぐにすっきりと痩せられました。

総評（平川）

CASE 3

丼で食べていたごはんを飯わんへ変更 炭水化物の「重ね食べ」の脱却に成功！

Cさんはこんな人

子どもはみな独立し、夫婦2人の生活。通勤時間が長いため、朝ごはんを食べる時間がとれない。初孫が生まれ、子どもたちとともにごちそうを食べる機会が増えている。そのため多少の体重の増減がありつつ、取り組みを継続中。

年齢／50代後半

身長／177cm

体重
71kg→68kg（食事改革後）

家族構成／妻

仕事内容／管理職（内勤中心）

現在の主な調理担当／妻

自炊経験／約5年

自宅での飲酒頻度／ほぼ毎日、缶ビール360mlを1缶

運動習慣／ジムと登山を週1回程度

これまでの食生活

BEFORE

炭水化物（特に白米）多めの食事。小さめとは言え丼でごはんを食べていた。朝はコーヒーを飲み職場に到着してからプロテイン。麺とごはんなど、炭水化物の「重ね食べ」をよくしていた。

朝

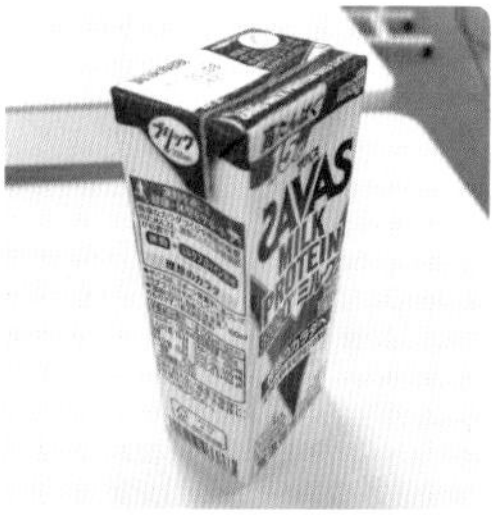

昼

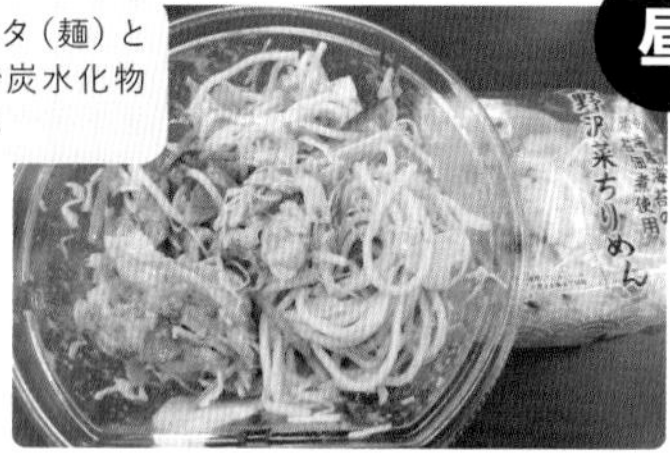

サラダパスタ（麺）とおにぎりで炭水化物の重ね食べ

夜

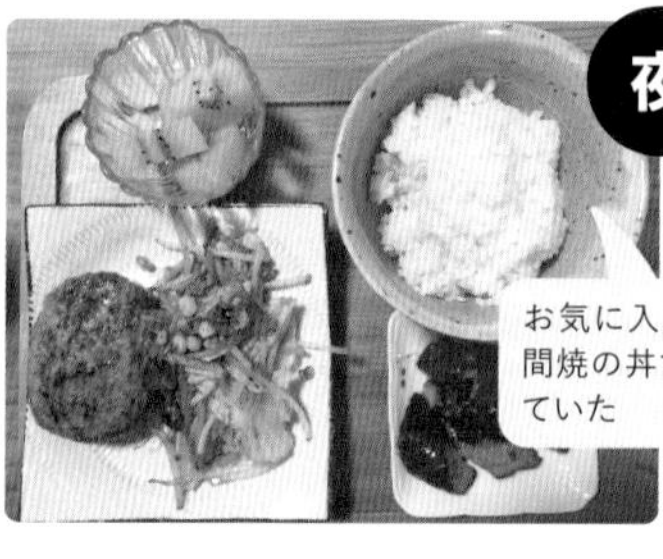

お気に入りの笠間焼の丼で食べていた

食事改革後の変化

AFTER

ごはんの食べ過ぎを防ぐため、丼から飯わんに変更。量を減らしても満足感を得るため、飯わんをお気に入りの作家のものに新調。

朝

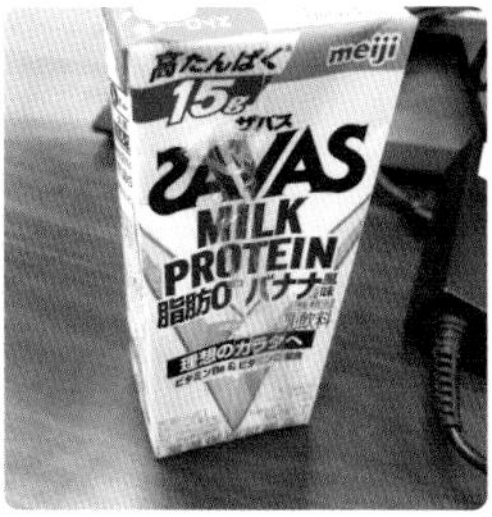

昼

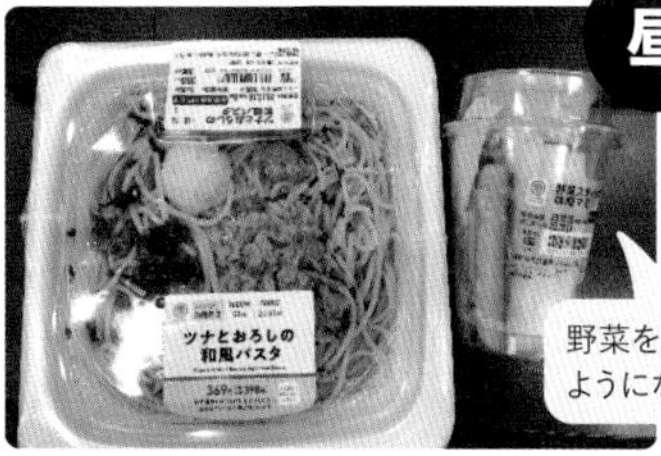

野菜を追加するようになった

夜

ごはんの量が多く見えるが、飯わんになったことで量を減らしても見た目は多く見えている

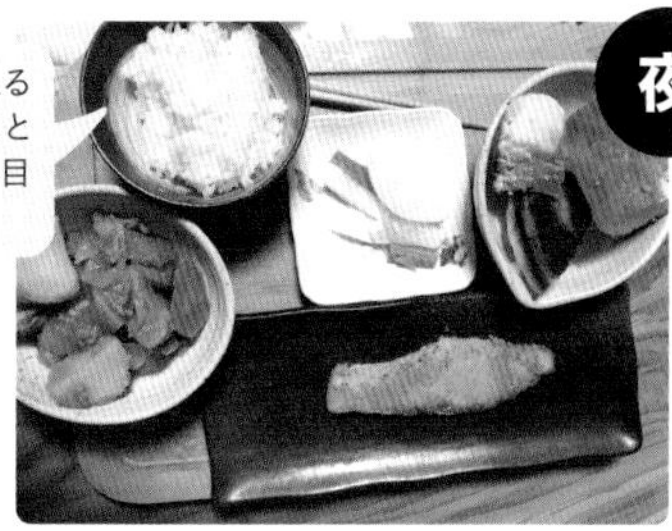

食事改革に取り組んでみて

今回の取り組みを始めてから、会食や出張などで自宅で夕飯を食べられなかったのはどれぐらいだったか。

1カ月で6回程度。

食事や食生活に関する「こだわり」や「定番」「規則」など、決まっていること・決めていることがあるか。

20年以上、朝はコーヒーかプロテインだけ。

自分の食生活や食事の内容について、取り組んでから気付いたことは何か。

炭水化物が多く、野菜が少ない。たんぱく質は十分取れていた。

今回の取り組みで、食生活や食事の内容だけでなく、変わったことは何か。

茶わんを購入し、コンビニやスーパーで総菜などを買うときも炭水化物の取り過ぎに注意して選ぶようになった。炭水化物を控える意識が明らかに強くなった。野菜を取る意識も上がり、特に葉物野菜だけでなく根菜類が選択肢に追加され、野菜を取りやすくなった。

今回の取り組みで、うれしかったことは何か。

自身の「炭水化物文化」が変わった。年相応に食事に気を使えるようになった。

今後も取り組みを続けていく上で、必要だと思うことは何か。

「見られている」という感覚はしばらく必要だと思った。しばらく食事の写真を撮る習慣を続けてみようと思う。

今回の取り組み前後で、家族から言われて印象的だったこと。

「白米を食べ過ぎだとずっと思っていた」と言われた。おそらく何度かは言われていたと思うが、直らなかった。

総評（堀口）

最近運動する時間が確保できず少し太り、またご自身の食事がどうなのかを知りたくて参加されました。指導といっても1回だけ（写真をもとに）。お気に入りの一品ものの器で夕食をとっておられましたが、サイズを測ってもらったところ、**小丼くらいある大きさ**だと判明。飯わんに変更することを提案しました。提案後は一般的なサイズの飯わんを再購入。米飯の量が減っても、**お気に入りの器を使うことで満足感を保てている**と思われます。以前、三川内焼の窯元で小さい飯わんを見つけました。それは糖尿病の方が栄養指導された量を2回に分けて、すなわち「**おかわり」をして食べるため**のものでした。**自分自身が何によって満足するのか**、そこを見つけ出すことが継続できるポイントと考えています。

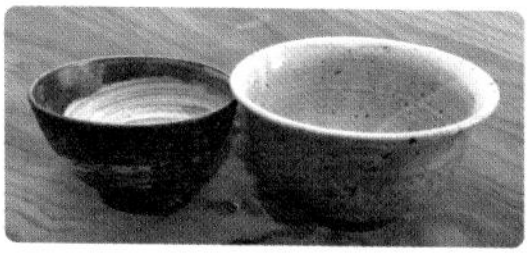

Cさんが使っていた器
（左：新、右：旧）
新：直径11cm×高さ7cm
旧：直径14cm×高さ8cm

長年朝食を取っていないとのこと。1日の食事が2食であれば**無理に朝食摂取を勧めず**に、**その2食をどのように食べたらいいのか**を一緒に考えてもらうことにしています。

朝にたんぱく質を摂取することは、筋肉の分解を予防し、筋力低下を防ぐ働きがあります。睡眠中には成長ホルモンが分泌され、筋肉や、髪、肌の合成などさまざまな場面でたんぱく質が消費されています。そのため、**寝起きの体はさまざまな栄養素と水分が必要**です。効果的にリカバリーするには、**朝に、牛乳やヨーグルトのような食品でたんぱく質を補う**とよいでしょう。それは、加齢に伴う**衰弱（フレイル）予防**につながります。

また、以前は麺類と米といった**炭水化物の重ね食べ**が頻繁に見られました。麺類に追加するならば米ではなく、サラダチキンなどの**たんぱく質**やミニトマトなどの**野菜**をお勧めし、食事全体のボリュームを変えずに内容を改善しました。

総評（平川）

CASE 4

実は「隠れ不健康」だった？意外と取れていなかったたんぱく質不足を解消

Dさんはこんな人

おかずを一口食べると、ご飯を二口、三口食べるほど炭水化物が大好き。しかし、太っているわけでもないため、栄養指導の機会がありませんでした。そのため、食生活のアドバイスをもらえる機会として、参加しました。

年齢／40代半ば

身長／179cm

体重／68kg→72kg（食事改革後）

家族構成／妻、子ども（1歳）

仕事内容／食品メーカーの品質保証部（内勤中心）

現在の主な調理担当／妻

自炊経験／約7年

自宅での飲酒頻度／なし（飲めない）

運動習慣／フットサルを月1回程度

これまでの食生活

BEFORE

1日で見ると、炭水化物中心の食生活。野菜はもちろんたんぱく質も不足していた。

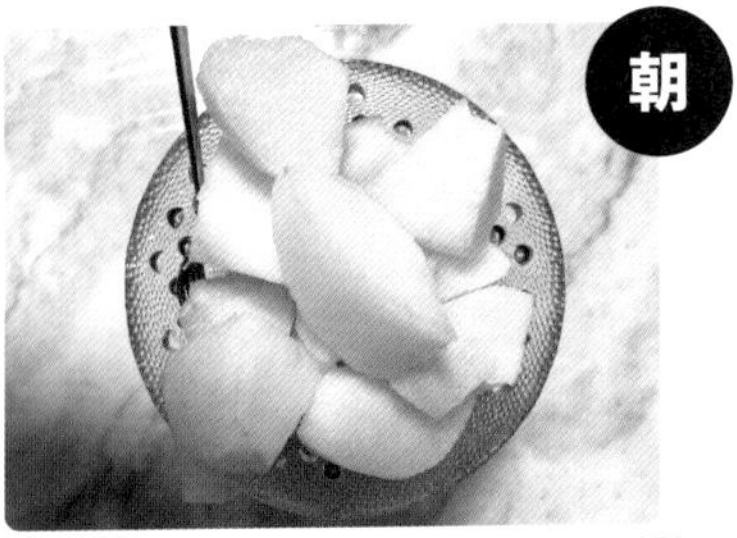

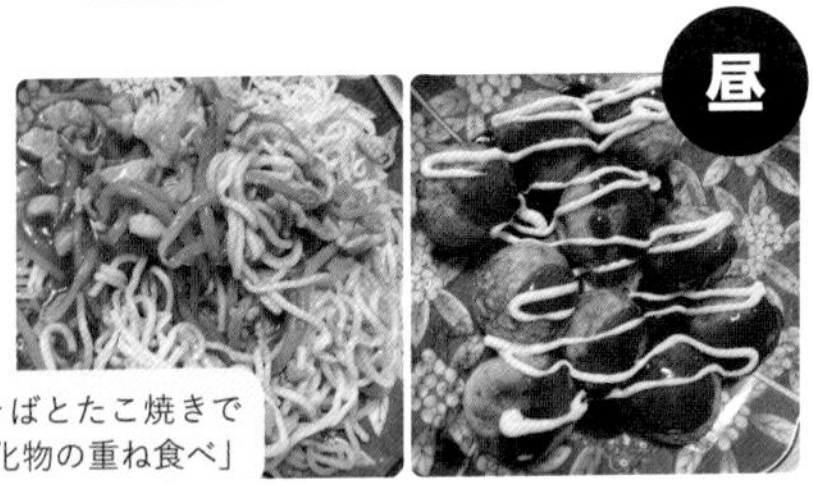

焼きそばとたこ焼きで「炭水化物の重ね食べ」

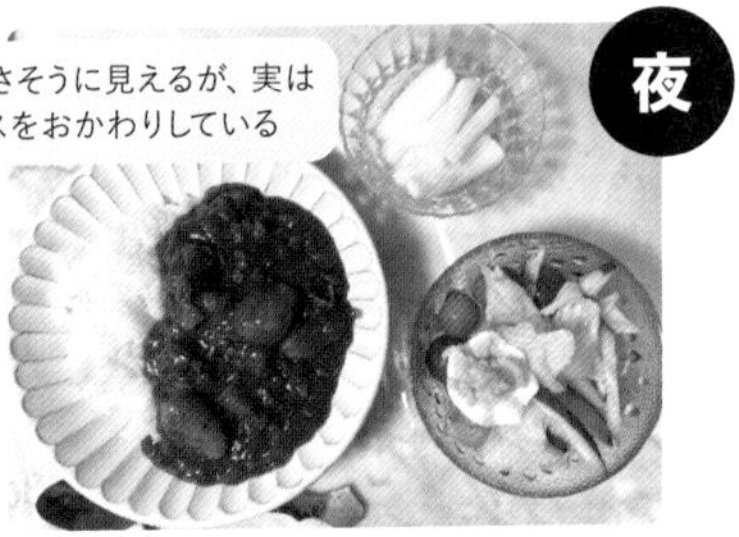

一見悪くなさそうに見えるが、実はカレーライスをおかわりしている

食事改革後の変化

AFTER

炭水化物を減らし、たんぱく質に相当する魚・肉類と野菜をしっかり取るように意識。以前よりも体調が良くなり「健康的に見えるようになった」と同僚から言われた。

朝

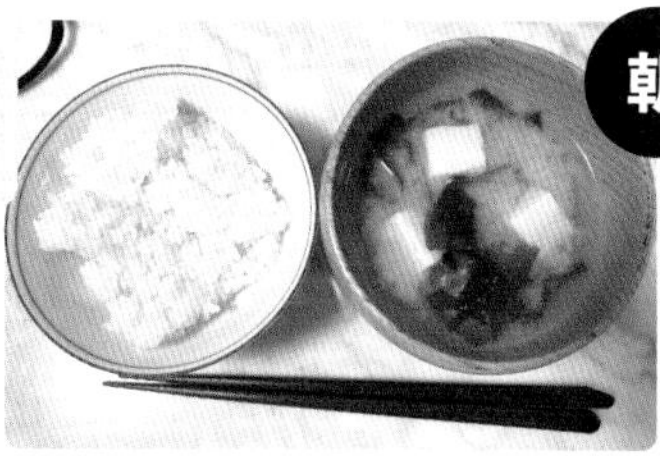

朝ごはんは定番化していない。ごはんとみそ汁の場合もあり

昼

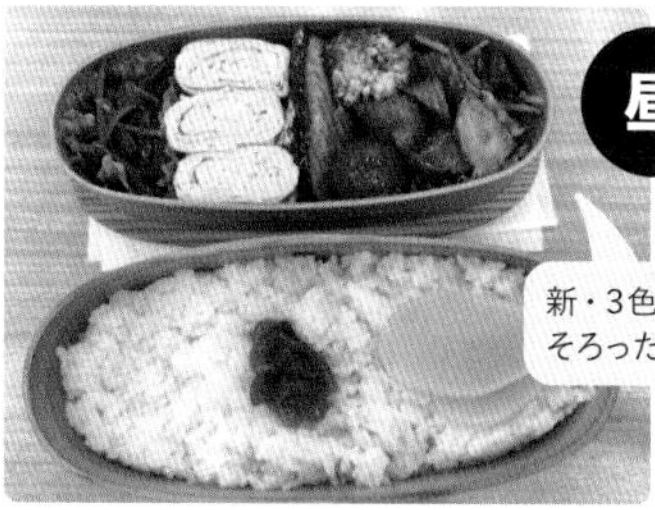

新・3色食品群がしっかりそろったお弁当

夜

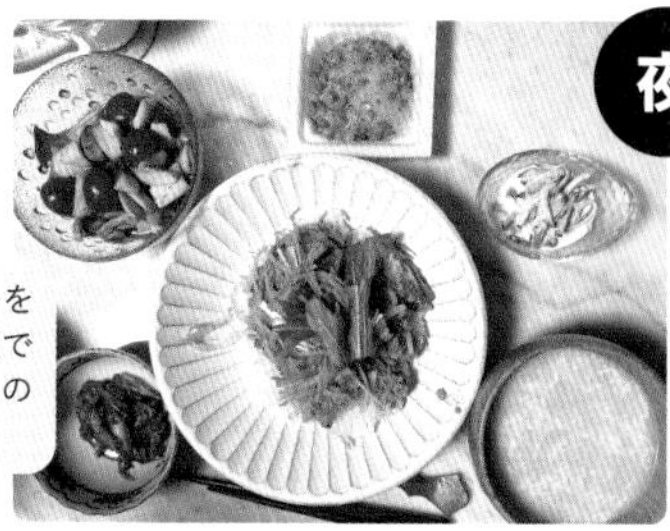

朝・昼で穀類の1日分を摂取できた場合、夕飯では肉、卵、納豆で1日のたんぱく質を調整

食事改革に取り組んでみて

今回の取り組みを始めてから、会食や出張などで自宅で夕飯を食べられなかったのはどれぐらいだったか。

1カ月で6回程度。

自分の食生活や食事の内容について、取り組んでから気付いたことは何か。

炭水化物は多いが、たんぱく質など必要な栄養素を取れていなかった。食品メーカーに勤めていることもあり、食事についてはきちんとできていると自信があったが、ただ空腹を満たすだけの食事だったと反省した。

今回の取り組みで、食生活や食事の内容だけでなく、変わったことは何か。

炭水化物の量を減らし、肉や野菜の量を増やすことで、体調が良くなったと感じている。

今回の取り組みで、難しいと感じたことは何か。

会食など誰かと食事をするとき、バランス良く食べること。できなかった場合のその後の調整についても。また、1人で食事をするとき「ラーメン・半チャーハンセット」の誘惑に打ち勝つこと。

今回の取り組みで、うれしかったことは何か。

思っている以上にたんぱく質を取れていなかったことに気付けた。

今後も取り組みを続けていく上で、必要だと思うことは何か。

記録を取って確認しやすいツールなど。

その他考えたことなど

例えば野菜の中で特定のものだけを食べる、肉ならば牛肉に偏って食べるなど、食にあまり関心が高くないためかそのような食べ方をしている人がいるので、「量を意識して好きなものを食べる」とは言っても、食材が偏ってもよいのかどうか、気になった。

総評（堀口）

肥満でもなく、健康診断のデータに問題がなければ栄養指導の機会がありません。どこかで**自分の健康のための食事についての基本**を身に付け、認識していかなければ、代謝が落ちるにつれて体の変化は如実に表れていきます。お子さんが生まれて、今後、**子ども中心の食事へと変わっていく**ことも想像できます。

写真を撮ることでご本人も気付いたように、**野菜不足**でした。そして若者のような食事の量。新・3色食品群の分類とその量に照らした食事によって、この先も健康体で生活できるのではないのでしょうか。

総評（平川）

beforeでの写真では、朝は**果物**を摂取されていました。朝に水分やビタミン・ミネラル類が豊富に含まれるフルーツを摂取することはとても良い習慣です。Afterの朝食の写真ではごはんとみそ汁になっていますが、フルーツをやめたわけではありません。食べることは毎日のことなので、誰かに言われたからとかアプリで提案されたからというだけではなくて、**自分がなぜこの食物を選んでいるのか、考える時間を持つ**ことも大切な気付きになります。

ご質問の回答ですが、量を意識して好きなものを食べる場合には、**さまざまな栄養成分を摂取するため**に、同じものばかりではなく、**いろいろなものを取り混ぜて食べる**ということが大切です（CHAPTER2-2参照）。万一とある食材から有害な化学物質が見つかったとしても、いろいろな食品を食べていれば、**そのリスクを最小限にとどめられる**ことにつながります。

CHAPTER

4

健康になる食事・病気になる食事

津金昌一郎

CHAPTER 4

1

科学的に証明された「健康に良い・悪い」食事

「病気にならない食事」＝「健康に良い食事」

食と健康との関係については、さまざまなレベルの研究データがあり、さらに、根拠の不明な都市伝説的な話も加わり、一般のメディアによる情報もさまざまであり、正しい知識の選別が困難な状況にある。食は、健康維持のために必要なエネルギーや栄養素の供給源であるとともに、各個人の経験と嗜好などに基づいて築かれる人生の楽しみの1つでもある。**誤った知識に基づく食行動は、健康と楽しみの両方を失うことになる。**

われわれ専門家にとっても、〝疾病予防のため〟〝健康増進のため〟と称して推奨・

介入（指導）する以上は、それなりの**科学的証拠**が求められる。すなわち、「そのような食事をしていると、特定の疾病になる確率が高くなる（あるいは、低くなる）」という因果関係が成立している必要がある。さらには、特定の疾病や病態（高血圧、脂質異常症など）への予防効果があったとしても、別の疾病や病態のリスクを高めたり、トータルに寿命や健康寿命に影響しなかったり、縮めたりする可能性も想定される。したがって、望ましくは「そのような食事をしていると、健康で長生きできる確率が高くなる」という因果関係が科学的に立証されていることが理想ではあるが、そのような証拠を得るのは困難なのが現状である。

その次善の策としては、日常生活に重篤な影響を与えうる頻度の高い疾病（**がん**や**循環器疾患**など）や死亡との関連についての科学的証拠に基づいて、健康に良い（悪い）食事を考えることが重要である。

動物実験の結果が人に当てはまるとは限らない

因果関係を証明するのは簡単ではないが、動物やヒト細胞を用いた実験室での研究や人を対象として統計学的に検討する疫学研究などにより、さまざまな科学的検証がなされている。

動物実験の結果は、実験条件下の動物で見られた事象であり、**必ずしも人に当てはまるとは限らない**という限界がある。

日常的に食べる焦げの発がん性は心配なし

例えば、魚や肉の焼け焦げに含まれるヘテロサイクリックアミンという化学物質（PhIP、IQ、MeIQx、Trp-P-1、Glu P-1など）に発がん性があることが動物実験で確かめられたことから、国立がんセンターが1978年に提言した「がん予防の12箇条」の1つとして〝焦げた部分は避ける〟が推奨されていた。

しかしながら、動物実験に用いられたヘテロサイクリックアミンの量は、体重当たり1日数十〜数百mgであったが、実際の調理できる量はウェルダンの炭火焼き牛肉の外側の部分でも1g当たり数十ng（ナノグラム）である。[1][2][3] その部分を100g食べたとしても数μg（マイクログラム）にしか過ぎず桁違いに少ない量である。

実際に、人を対象として、ヘテロサイクリックアミンの摂取量を推定し、多く食べている人ががんになりやすいか否かを検証した研究がその後数多く行われたが、一部にはがんになるリスクが高くなるという報告もあるが、多くは関連ないという結果になっている。したがって、**現時点において、人への発がん性は証明されていない**。2011年に新たに提言された「がんを防ぐための新12か条」において、〝焦げた部分は避ける〟という記載はなくなっている。

ただし、記載がないとはいえ、大量に取っても発がん性がないということを保証するものではなく、**日常的に取っている量においては発がん性を特に心配する必要がない**ということである。すなわち、おいしく食べられる程度であれば、焼き魚や焼き肉の焦げた部分をあえてそいで食べる必要はないことを意味する。秋の味覚でもあるサンマの塩焼きにほんのりついた焦げは美味であり、その部分をそいで食べることは筆者としては考えられない。

「がんの予防効果」を証明するのは難しい

同様に、動物を用いた発がん実験モデルにおいてがんの予防効果を示すことができたとしても、人においても効果があるか否かは別次元の問題と考える必要がある。

したがって、人への発がん性やがん予防効果を証明するためには、人を対象とした研究からの証拠（＝エビデンス）が必要になる（図表1-2、35ページ）。最も信頼性の高い研究方法は、薬の有効性を検証する際に標準とされるランダム化比較試験である。

ある食品や栄養成分などの要因をランダムに割付けることにより、グループ間の偏りなどの因果関係と競合する要因が均等になることが期待できる。そうすれば、その要因による効果を純粋に検証することが可能になる。**健康な人たちの発がん性や疾病予防効果を検証するには、大規模長期で厳密なコントロールが必要**であり、費用的にも莫大《ばくだい》となるために、ほとんど実施されていない。また、ある意味人体実験でもあるので、発がん性が疑われる要因を投与することは倫理的にも許容されない。

一例として、喫煙者などの肺がんリスクが高い人たち数万人を対象に、β-カロテンなどの抗酸化サプリメントを用いたランダム化比較試験が、1980年代より複数実施された。そして、肺がんリスクが20~30%上がるという予想外の結果が得られ、β-カロテンのサプリメントは肺がんの確実なリスク要因と評価されているのが現状で、期待とは反対の評価に至っている。

「健康に良い・悪い」食事を見極めるための信頼性の高い研究

その次に信頼性の高い方法として、**コホート研究**がある。大規模な対象集団を設け、まず、食習慣などの要因について把握した後に、疾病の罹患や死亡を長期にわたって追跡調査するという研究である。しかしながら、比較するグループをランダムに割付けていないために、例えば野菜を多く取っているグループががんのリスクが低いとの関連が示されても、本当は、野菜を多く取っているグループの持つ第三の要因(交絡要因)、この場合は例えば「喫煙者が少ない」などによるもので、研究結果が見かけ上のものである可能性を否定できないという限界がある。統計学的な調整や層別解析

図表4-1　相対リスクと寄与リスク

●リスクの大きさとリスクの社会に対するインパクト

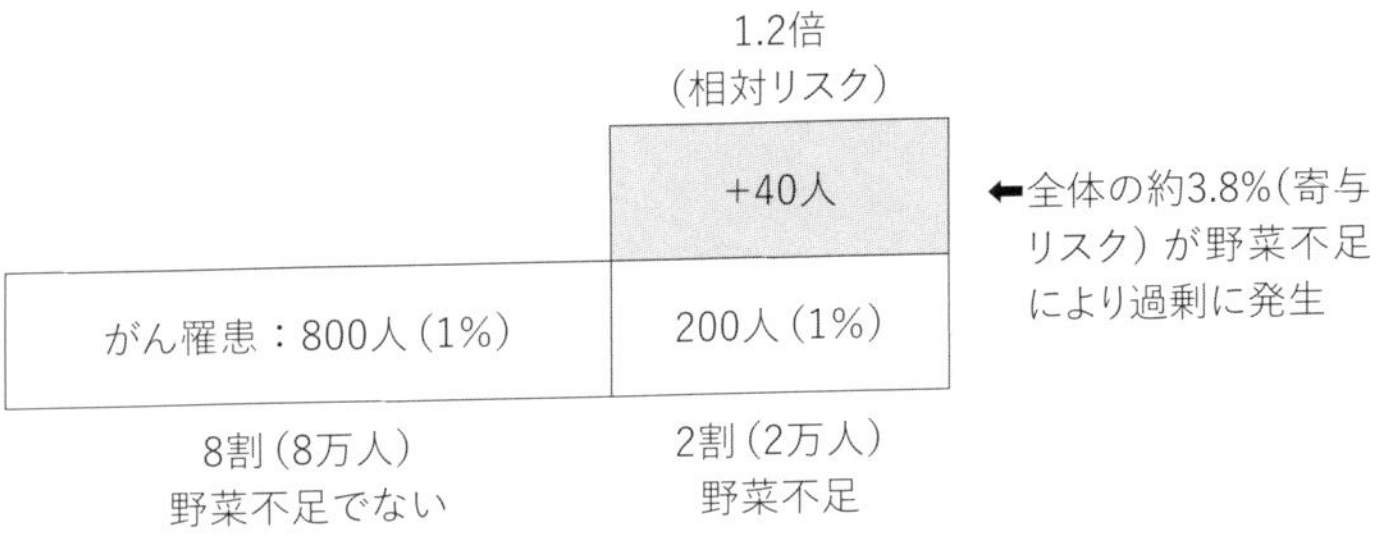

野菜不足の人たちのがん：240 /20,000
野菜不足がリスクでなければ：200 / 20,000
→全体のがん1,040の内、40は野菜不足により過剰に罹患したがん
40 / 1040 = 0.038（3.8%）

出典：筆者（津金）作成

などにより、そのような影響をある程度は排除できるが完全ではない。

コホート研究からは、リスクの大きさだけでなく、全体で罹患した疾病の内で、その要因に起因する割合についても推計できる（図表4―1）。例えば10万人について食事調査をして、野菜不足の人たちは2万人、ある程度充足している人たちが8万人いるとして、その人たちを数年〜十数年追跡する。その結果、野菜不足の人たちからは240人（1・2％）ががんになり、そうではない人たちからは800人（1・0％）なったとすると、**野菜不足の人たちは1・**

2倍がんになりやすいというエビデンスが得られる。それに加えて、野菜不足の人たちは、そうでなければ2万人中200人だったのが、240人になっているということなので、全体のがん1040のうちの40人（3・8％）は、**野菜不足に起因して過剰に罹患したがん**と推計することができる。

その他にも、症例対照研究や断面研究などの研究手法もあるが、比較的短時間・低コストで行える反面、さまざまなバイアスや時間軸との関係から因果の逆転などが起こりやすい。そのため、因果関係の有無を判定するには、一つ一つの利用可能な動物実験やメカニズム研究を含む科学的証拠を積み上げて総合的に評価する必要があり、国内外で多くの取り組みがされている。

CHAPTER 4

2 不足すると病気になる食べ物、多過ぎると病気になる食べ物

果物不足はあらゆる病気の原因となる

国際的な研究チームによるプロジェクトGlobal Burden of Disease（ＧＢＤ）(http://www.healthdata.org/gbd/) においては、失われた命に対して、因果関係が成立していると判定されたさまざまなリスク要因が原因であった死亡、すなわち、その原因がなければ防げた死亡の割合を推計している。２０１９年においては、世界２０４カ国における25歳以上の死亡４９６１万人のうちの３１６７万人（64％）が、喫煙、高血圧などのリスク要因に起因し、７９４万人（16％）が〝**食事関連リスク要因**〟、すなわち、〝**不健康な食事**〟に起因したものと推計されている。[4]

GBD 2019 Risk Factors Collaboratorsで用いられた食事関連リスク要因と関連する疾病、望ましい摂取量、そして、総死亡、循環器疾患死亡、がん死亡、2型糖尿病死亡のおのおのに対する各要因の寄与割合を、日本と世界について推計したデータを図表4-2に示す。(5) 食事関連リスク要因とおのおのの疾病との関連については、主に複数の疫学研究の系統的レビューに基づいて、リストされている疾病との間に因果関係が成立していると判定し、要因の不足や過剰が、その疾病による死亡の何パーセントの原因になっているかを推定したものである。

例えば、**果物の低摂取**により、虚血性心疾患（心筋梗塞など）、脳梗塞、脳出血、くも膜下出血、食道がん、気管・気管支および肺のがん、2型糖尿病のリスクが上がるという因果関係が成立していると判定されている。そして、日本では、総死亡の1・4%、循環器疾患死亡の3・6%、がん死亡の1・2%、2型糖尿病死亡の6%の原因になっているということを意味する。

望ましいとされる摂取量	推計過剰死亡割合（%）（日本）				推計過剰死亡割合（%）（世界）			
	循環器	がん	2型糖尿病	総数	循環器	がん	2型糖尿病	総数
200～300g/日	3.6	1.2	6.0	1.4	4.5	1.3	6.0	2.1
280～320g/日	0.9	0.1		0.2	2.8	0.2		1.1
90～100g/日	2.4			0.6	6.1			2.3
140～160g/日	5.6	2.1	4.6	2.2	8.7	1.7	4.9	3.7
10～19g/日	3.2		2.8	0.9	3.0		1.9	1.2
360～500g/日		2.4		0.8		1.7		0.3
1.06～1.1g/日		2.0		0.6		1.4		0.3
21～22g/日	2.7	0.3	3.0	0.8	3.0	0.2	2.8	1.2
総エネルギー摂取量の7～9%	0.9			0.2	1.9			0.7
430～470mg/日	1.4			0.4	1.8			0.7
0g/日	2.4	0.5	4.4	0.8	4.0	0.8	5.6	1.8
0g/日	1.0	0.6	9.6	0.5	1.1	0.3	5.0	0.6
1～5g/日、24時間尿	7.9	1.1		2.7	9.3	0.7		3.8
総エネルギー摂取量の0%	1.9			0.5	3.5			1.3
0g/日	0.8		3.4	0.2	1.0		3.3	0.5
	26.9	7.1	29.3	9.9	37.2	6.1	26.1	16.0
	73.3	40.6	100.0	47.1	86.5	44.9	100.0	63.8
	100.0	100.0	100.0	100.0	100.0	100.0	100.0	100.0

出典：Global Burden of Disease Study 2019（GBD 2019）

図表4-2 食事関連リスク要因とそれらによる日本と世界の推計過剰死亡者割合

（男女計、25歳以上、2019年推計）

食事関連リスク要因	リスクを上げる疾患
摂取不足	
果物	虚血性心疾患、脳梗塞、脳出血、くも膜下出血、食道がん、気管・気管支および肺のがん、2型糖尿病
野菜	虚血性心疾患、脳梗塞、脳出血、くも膜下出血、食道がん
豆類	虚血性心疾患
全粒穀類	虚血性心疾患、脳梗塞、大腸がん、2型糖尿病
ナッツ、種実	虚血性心疾患、2型糖尿病
牛乳	大腸がん
カルシウム	大腸がん
食物繊維	虚血性心疾患、脳梗塞、脳出血、くも膜下出血、大腸がん、2型糖尿病
多価不飽和脂肪酸	虚血性心疾患
魚介n-3脂肪酸	虚血性心疾患
摂取過多	
赤肉	虚血性心疾患、脳梗塞、脳出血、くも膜下出血、乳がん、大腸がん、2型糖尿病
加工肉	虚血性心疾患、大腸がん、2型糖尿病
ナトリウム	虚血性心疾患、リウマチ性心疾患、脳梗塞、脳出血、くも膜下出血、高血圧性心疾患、心房細動と心房粗動、大動脈瘤、末梢動脈疾患、心内膜炎、その他の心筋症、非リウマチ性石灰化大動脈弁疾患、その他の循環器疾患、高血圧症による慢性腎臓病、糸球体腎炎による慢性腎臓病、1型糖尿病による慢性腎臓病、2型糖尿病による慢性腎臓病、詳細不明の慢性腎臓病、胃がん
トランス脂肪酸	虚血性心疾患
加糖飲料	虚血性心疾患、2型糖尿病
合計	
食事関連リスク要因合計	
リスク要因合計	
総数	

世界でも日本でも塩分過多が最大のリスク要因

世界では、**ナトリウムの高摂取、すなわち塩分の取り過ぎ**が最大の食事関連リスク要因で、総死亡の3・8%の原因となっており（食事関連リスク要因16%の内の約24%）、続いて、全粒穀類の低摂取（3・7%）、豆類の低摂取（2・3%）、果物の低摂取（2・1%）、赤肉（牛、豚、羊などの肉）の高摂取（1・8%）、トランス脂肪酸の高摂取（1・3%）、ナッツ・種実の低摂取（1・2%）、食物繊維の低摂取（1・2%）などが1%を超えている。また、疾患別では循環器疾患死亡の約37%が食事に起因し、がんの約6%や2型糖尿病の約26%に比べて高い。

日本でも、**ナトリウムの高摂取**が最大の食事関連リスク要因で、総死亡の2・7%の原因であり、食事関連リスク要因9・9%のうちの約27%を占める。続いて、全粒穀類の低摂取（2・2%）、果物の低摂取（1・4%）が1%を超える。**牛乳**（0・8%）、**カルシウム**（0・6%）**の低摂取**が世界と比較して高い割合になっていることを除くと、他はすべて低くなっており、総数でも9・9%と世界の16%の6割程度である。また、循環器疾患死亡に占める食事関連リスク要因の割合も、約27％と世界の約37％の7割程度と小さい。日本においては、循環器疾患の過剰死亡の原因となる野菜、豆類、多価不飽和脂肪酸 、魚介n−3脂肪酸の摂取量が多いこと、赤肉、トランス脂肪酸の摂取量が少ないことなどが、これらに起因する死亡割合が低いこと、そして、循環器疾患、特に、虚血性心疾患死亡率が低いことに関連していると推測される。

一方、**牛乳やカルシウム不足に起因する大腸がん死亡割合が、世界と比較して高く、**それらの摂取量が低いことが、日本の大腸がん死亡率が高い要因の1つとも推測される。

日本人にとって現状確かな「健康になる（病気を予防する）食事」

GBDプロジェクトにより報告された食事関連リスク要因と各疾病との因果関係については、国際的エビデンスに基づく判定であり、また、リスクになる摂取量やリスクの大きさ、それによる過剰死亡割合の推計も、実際は、日本人では異なる可能性がある。例えば、**全粒穀類、ナッツ・種実、トランス脂肪酸などは、日本人では摂取量**

が少ないこともあり、非感染性疾患のリスクになっているというエビデンスがほとんど得られていないので、あくまでも世界との相対的比較としての参考である。

筆者が国立がん研究センター在職時の２０２１年2月に、研究代表者として、６つの国立高度専門医療研究センター（ＮＣ）、すなわち、国立がん研究センター、国立循環器病研究センター、国立精神・神経医療研究センター、国立国際医療研究センター、国立成育医療研究センター、国立長寿医療研究センターの連携による「疾患横断的エビデンスに基づく健康寿命延伸のための提言（第一次）」を公表した（https://www.ncc.go.jp/jp/icc/cohort/040/010/index.html）。

この提言は、疾患単位で研究・診療に取り組むおのおののＮＣが分担して、おのおのの疾患予防（がん、循環器疾患、精神・神経疾患、糖尿病・感染性疾患、生育期の健康、高齢期の健康）に資するエビデンスを系統的に収集・評価し、総死亡に対する影響も鑑みながら、現状で推奨できる予防法を集約したものである。「喫煙」、「飲酒」、「食事」、「体格」、「身体活動」、「心理社会的要因」、「感染症」、「健診・検診の受診と口腔ケア」、「成育歴・育児歴」、「健康の社会的決定要因」の10項目について、国民一人一人の目標（「健康の社会的決定要因」については公衆衛生目標）を示しながら提言を行っている。

塩分を最小限に、赤肉・加工肉の多量摂取を控え、甘味飲料を制限する

食事関連要因について、主に日本人のエビデンスに基づいて因果関係判定した一覧を図表4-3に示す。実際は、「可能性あり」、「ほぼ確実」、「確実」の3段階で判定しているが、ここでは「可能性あり」以上と判定された関連について一括して示している。**野菜・果物、食物繊維、大豆製品・発酵性大豆、魚介類、たんぱく質、乳製品については、死亡や疾病リスクを下げる**方向にあり、上げると判定されたものはない。反対に、塩分、赤肉・加工肉、甘味飲料はリスクを上げる方向にあり、下げると判定されたものはない。一方で、脂質、特に飽和脂肪酸については、心筋梗塞のリスクを上げるが、脳卒中のリスクを下げると相反する方向の判定がなされている。図表4-2で示した食事関連リスク要因と多くは重なるものであるが、**全粒穀類、ナッツ、乳製品、カルシウム、甘味飲料、トランス脂肪酸**など、**日本人において摂取量が比較的少ない**食事関連要因についての**エビデンスは不足していたために判定ができていない**

図表4-3 食事関連リスク要因と主な非感染性疾患の関連について日本における因果関係判定の現状

要因	死亡	がん	脳卒中	心筋梗塞	高血圧	糖尿病	サルコペニア
野菜・果物		食道↓、胃・肺↓	↓	↓			
食物繊維	↓総死亡、循環器、がん（男）	大腸↓	↓ （非喫煙者）	↓ （非喫煙者）		↓	
大豆製品・発酵性大豆	↓*循環器	乳房・前立腺↓	↓	↓ ↓	↓		
魚介類		子宮頸↓	↓	↓			
たんぱく質	↓*循環器［植物性］						↓（高齢者）
乳製品	↓*循環器		↓	↓			
脂質		大腸↓ ［魚介n-3］	↓［飽和］	↑［飽和］			
塩分		胃↑ ［塩蔵食品］	↑		↑		
赤肉・加工肉	↑*循環器	大腸↑		↑		↑	
甘味飲料			↑			↑	

註）↑：リスク上昇、↓：リスク低下を示唆するエビデンスがある

出典：国立高度専門医療研究センター6機関の連携による
「疾患横断的エビデンスに基づく健康寿命延伸のための提言（第一次）」より
https://www.ncc.go.jp/jp/icc/cohort/040/010/index.html
2021年2月19日現在

ものも多い。一方で、大豆製品など日本人に特徴的な食事要因によるリスク低下の可能性が示されている。

　このような因果関係評価に基づいて、野菜・果物、食物繊維、大豆製品、魚介類の摂取を推奨し、塩分（最小限に）、赤肉・加工肉（多量摂取を控える）、甘味飲料の摂取を制限し、年齢に応じて脂質や乳製品、たんぱく質摂取を工夫し、多様な食品を取ることを提言している（図表4－4）。現状では、食と健康についての最も正しい知識と考えられ、ここに記していることを実行することにより、健康という見返りが得られる可能性が高い。ただし、GBDプロジェクトのよう

図表4-4 国立高度専門医療研究センター6機関の連携による「疾患横断的エビデンスに基づく健康寿命延伸のための提言（第一次）」

「食事」に関する提言：
年齢に応じて、多すぎない、少なすぎない、偏りすぎないバランスのよい食事を心がける。

具体的には、
●食塩の摂取は最小限*1に
●野菜、果物は適切に、食物繊維は多く摂取する
●大豆製品を多く摂取する
●魚を多く摂取する
●赤肉*2・加工肉などの多量摂取を控える
●甘味飲料*3は控えめに
●年齢に応じて脂質や乳製品、たんぱく質摂取を工夫する
●多様な食品の摂取を心がける

*1　男性7.5g/日未満、女性6.5g/日未満（厚生労働省日本人の食事摂取基準）
*2　赤肉：牛・豚・羊の肉（鶏肉は含まない）
*3　砂糖や人工甘味料が添加された飲料

出典：https://www.ncc.go.jp/jp/cpub/division/cohort_research/project/6nc_cohort/index.html

に、何をどのくらい食べるのが非感染性疾患の予防に良いのかなど、**定量的な提言についてまでは踏みこむことができていない**。

第一次としているように、今後、各NCが保有するコホート研究を相互に活用しながら、日本人の食と健康に関する定量的エビデンスを蓄積し、2030年までに、第二次提言を行うべき連携が継続して進められている。

健康に「良い」食事を広めていくために

2015年の国連総会で提示された持続可能な開発目標（SDGs）を達成するためには、健康的な食事と環境を配慮した持

続可能なフードシステムの両立が欠かせない。EATランセット委員会の研究者らは、植物性食品を中心に、動物性食品を最小限にした食事が、健康と環境の双方に好ましく、それには、果物、野菜、ナッツ、豆類を倍増し、赤肉や砂糖などの食品の消費量を50％以上削減する必要があると提言している[6]。

現在の世界トップレベルの平均寿命達成に貢献してきた60歳以上の日本人の食事については、米、野菜、大豆などの植物性食品と魚介類が中心で、緑茶など糖分を含まない飲料を食中・食間に飲むような食事に、戦後の欧米化により、肉類や乳製品が控えめに加わったことによりもたらされたものと考えている[7]。このような日本の食事は、EATランセット委員会の提言にもおおむね沿っているが、**若い世代の食事は、肉類の摂取量が多く、野菜・果物、大豆製品の摂取量が少ない**（厚生労働省「国民健康・栄養調査」）。健康的であることが明確になっている食事を、いかに国民に普及・実装して行くかが、今後の課題である。そのためにも、第1章から第3章までで述べられていることを、ぜひ実践してみてほしいと思う。

(1) International Agency for Research on Cancer. IARC Monographs on the Evaluation of Carcinogenic Risks to Humans. Volume 56 (1993); Some Naturally Occurring Substances: Food Items and Constituents, Heterocyclic Aromatic Amines and Mycotoxins.

(2) Iwasaki M, et al. Heterocyclic amines content of meat and fish cooked by Brazilian methods. J Food Compost Anal. 2010;23:61-69.

(3) Sinha R, et al. Heterocyclic amine content in beef cooked by different methods to varying degrees of doneness and gravy made from meat drippings. Food Chem Toxicol. 1998;36:279-87.

(4) GBD 2019 Risk Factors Collaborators. Global burden of 87 risk factors in 204 countries and territories, 1990-2019: a systematic analysis for the Global Burden of Disease Study 2019. Lancet 2020;396:1223-49

(5) Global Burden of Disease Study 2019 (GBD 2019). Available from http://ghdx.healthdata.org/gbd-results-tool (accessed at 2023/10/26)

(6) Willett W, et al. Food in the Anthropocene: the EAT-Lancet Commission on healthy diets from sustainable food systems. Lancet. 2019;393:447-492.

(7) Tsugane S. Why has Japan become the world's most long-lived country: insights from a food and nutrition perspective. Eur J Clin Nutr. 2021 Jun;75(6):921-928.

監修者あとがき

昨年、本書著者のお2人が書かれた前作『運動ゼロ、カロリーを考えずに好きなものを食べてやせる食生活』（池田書店、2022年）を読ませていただいた。とても分かりやすく、一般の人でも気軽に実践できるような内容だったので、共感を覚え感想を送った。平川さんとは、比較的最近仕事の場で会う機会があったが、堀口先生には十数年前であったか、プライベートな友人たちとの場で会って以来ご無沙汰していた。その後、お2人が訪ねて来られ、近々に本書を出す企画があるので、何らかの形で参加してもらえないかと依頼された。

私は、「食と健康」に関心があり、自身でも10万以上の人集団を対象として、食習慣を調査し、その後の健康状態を追跡するコホート研究により、「どのような食事をしている人ががんなどの病気になりやすいか？　逆に、健康を維持できているのか？」について研究してきた。まだまだ解明されていない部分はあるが、世界中で行われた同様の研究を総合的に捉えて、「健康に良い・悪い」食事が分かりつつある。そこで、「食と健康」についての現状ベストの正しい知識を少しでも多くの人に届けられればと思い、監修の重責を担うとともに、「第4章　健康になる食事・病気になる食事」を寄稿することにした。

食は人生の大きな〝楽しみ〟であり、〝健康〟にも密接に影響する。誤った知識はその両方を失いかねない。病気の予防や健康の増進をうたって、様々な食品・栄養素、サプリメントなどに関する情報が世の中に氾濫している。それが正しければ、好きでもないものを食べたり、サプリメントにお金を払ったりする意味があるかもしれない。しかしながら、期待される予防効果が得られなければ、一度きりの人生において、単なる無駄な努力に終わる。

本稿執筆中に、「紅麹」サプリメントの問題が起こった。「悪玉コレステロールを下げる」という機能性が表示されているが、１つの商品の届け出を見ると、ＬＤＬ（悪玉）コレステロール値が正常（１３９㎎／dL以下）な成人男女を対象とした1報の論文に基づいて効果をうたっていた。たとえ効果があったとしても、正常値の人のレベルをさらに下げることによる循環器病疾患予防や健康寿命延伸への効果までは期待出来ないと思われる。薬剤でなくサプリメントに頼るのは、効果が小さくても、食経験を有する食品ゆえに、害はないだろうとの考えかもしれないが、製品としての安全性については十分担保されていない場合もある。

健康的な食事の基本は、「穀類」、「魚・肉・卵・大豆・乳製品」、「野菜類」の新・３色食品群をもれなく食べることで足りるであろう。それぞれの「量」を守ることで全体として「減塩」にもつながると考える。

医学博士・医師
国際医療福祉大学大学院教授
津金昌一郎

おわりに（堀口）

私の食事は、食事改革によって、一品一品が野菜だけ、肉だけというようにシンプルになり、季節によっては定番化したものもあり、また食べていなかった果物も食べるようになった。そして、使用する器のサイズが小さくなるなど変化した(Instagramで確認可能)。しかし、相変わらず苦手な調理を避けながら、外食・中食の利用頻度が高い。昔からいわゆるビジネスパーソン（男性）の食事と似ていると言われていた。そこで、たった一例だった私の食事改革を、ビジネスパーソンに試してもらえないものだろうかと考えていた。一方、管理栄養士の平川さんからは、私たちの前著を津金昌一郎先生に献本したところ、「分かりやすい」との感想メールがきたと連絡を受けた。それを聞いて、長年会う機会がなかった先生のところへこの本のアイデアを持って2人で訪問し、夕飯を食べながら、一緒に本づくりをしてほしいとお願いした（ここだけの話だが、実は先生とは昼間に会ったことがない）。

この1年間、本の内容の一部を「分かりやすく伝える」という視点から、国公立、私立問わず公衆衛生学、自然科学、広報を学ぶ大学院生や医学、看護など医療系の大学生に講義してきた。例年になく、講義後多くの質問が寄せられ、またレポートの文字数も大幅に増え、気付いたことなどが書かれていた。きっと読者の方々も気付きがあったり、驚いたりしたのではないかと想像している。

栄養学の専門家や関わる省庁の担当部署には、なぜ用語が消えていったのか、用語の使い方、使い分けているならばなぜそうなのかなど、説明してもらいたい。本書でも、栄養成分、栄養素、栄養物質という言葉の使い方が今ひとつ分からず、津金先生に教えてもらった。また、「1つ」（SV）という新しい単位を理解するには学習が必要、すなわち負担を強いる（シーベルトやベクレルという単位が出てきたときの混乱を思い出してほしい）。私が専門としているリスクコミュニケーションでは、用語の統一や定義を明確にすることは混乱を避けるためにとても重要なことである。栄養は、少量でも多量でもリスクになり、さまざまな疾患を引き起こす。そしてまた、食中毒を引き起こす細菌やウイルスと同じように、見えない。リスクコミュニケーションの視点を踏まえた情報提供を期待している。

実践にはまた、食事や栄養そのものに関する知識だけでなく、心理学、認知科学などの研究成果も必要だと実感している。器の重さを摂取量と錯覚することなど、他分野の研究者との連携や、その研究成果も応用してのサポートができてこそ、真の専門家となるのではないか。私の他、今回参加してもらったビジネスパーソンの方々の事例はいわゆる「介入」した結果である。これを踏まえて介入研究を計画、実施できれば、新・3色食品群の確からしさが増すと確信した。ただもう、私は若くはないため、これからの研究者に期待したい。何より、読者の方々の「食事」を通した健康的な体づくりや適正体重の維持に少しでも寄与できたら幸いである。

最後に、第3章に掲載されたビジネスパーソンの方々、第4章を担当し監修してくださった津金昌一郎先生、どうもありがとうございました。子育てや仕事にと多忙にもかかわらず執筆してくれた平川あずさ様、機会をつくってくださったウェッジ社の木村麻衣子様、どうもありがとうございました。

2024年4月

堀口逸子

おわりに（平川）

この本を手にとってくださった全ての読者の皆さまへ心から感謝申しあげます。

健康・栄養情報に溺れてしまうような現代に、食事相談を有意義なものにするのは大変です。誤解されていた情報の訂正や、幹となる食生活について栄養士が話すだけで時間が足りなくなってしまうことも多いと聞きます。しかし、栄養士と相談者の共通言語を「量（g）」にすれば、全体の中の量を俯瞰するという観点から、よりコミュニケーションが取りやすくなります。さらに、気楽に相談できる栄養士・管理栄養士が身近にいるような世の中になれば、もっと多くの人々が健康的に生活できるのではと思うのです。

また、「量」を量って一日単位で食事管理をすることは、買い過ぎを防いだり、極度に健康だけにとらわれず、環境に配慮した食品を選択したりすることにもつながっていくのではないかと思っています。これは持続可能な食生活への第一歩です。

この本をきっかけに自身や家族の食事改革に取り組む方が増えたら、一栄養士としてこの上なく嬉しいです。そして、わくわくしながら食べるものを自分で選べる幸せと、元気で楽しい毎日に少しでも貢献できたら幸いです。

本書の執筆にあたり、第3章でビジネスパーソンの方々にご協力をいただきました。深く感謝いたします。また、企画段階から応援していただきました食生活ジャーナリストの佐藤達夫氏、制作まできめ細かく助けていただきましたウェッジ社の木村麻衣子氏に感謝いたします。

この本を津金昌一郎先生に監修していただけたことは、とても光栄であるとともに緊張感がありました。ご快諾くださり感謝いたします。堀口逸子先生には、その緊張感の中、常にディスカッションを通して私の至らないところを補足していただき、最後の最後までご指導いただきました。本当にありがとうございました。

2024年4月

平川あずさ

CHAPTER 1

1-2

阪野朋子, 瀧日滋野「幼児の母親の就労形態別にみた調理の現状-調理頻度と調理技術、食意識、食経験および自己効力感との関連-」（日本家政学会師 68 11 575-587 2017）

1-3

厚生労働省「健康日本21」ホームページ
https://www.mhlw.go.jp/www1/topics/kenko21_11/top.html

農林水産省ホームページ
https://www.maff.go.jp/j/syokuiku/evidence/chosyoku.html

環境省「子どもたちの 健やかな成長のための『エコチル調査』子どもの健康と環境に関する全国調査『エコチル調査』成果紹介パンフレット」（p29、2024）

農林水産省「食育に関する意識調査報告書」（令和4年3月）
https://www.maff.go.jp/j/syokuiku/ishiki/r04/index.html

農林水産省「平成20年度『食事バランスガイド』認知及び参考度に関する全国調査」
https://www.maff.go.jp/j/syokuiku/taiken_tyosa/attach/pdf/jissen-datesyu-3.pdf

1-4

厚生労働省「令和元年国民健康・栄養調査報告」
https://www.mhlw.go.jp/stf/seisakunitsuite/bunya/kenkou_iryou/kenkou/eiyou/r1-houkoku_00002.html

https://www.mhlw.go.jp/content/000711006.pdf

中央果実協会「果物の消費に関する調査」
https://www.japanfruit.jp/Portals/0/resources/JFF/kokunai/r01chosa_siryo/r01syohi.pdf

消費者庁「栄養成分表示を活用してみませんか？」
https://www.caa.go.jp/policies/policy/food_labeling/nutrient_declearation/consumers/assets/food_labeling_cms206_20210519_01.pdf

厚生労働省「授乳・離乳の支援ガイド」
https://www.mhlw.go.jp/stf/newpage_04250.html

CHAPTER2

2-3

消費者庁「健康食品」
https://www.caa.go.jp/policies/policy/consumer_safety/food_safety/food_safety_portal/health_food/

「国民生活センター　錠剤・カプセル状の健康食品の品質等に関する実態調査-形状から、医薬品だと思っていませんか？」
https://www.kokusen.go.jp/news/data/n-20190801_1.html

2-4

S. Howard, J. Adams, and M. White, "Nutritional Content of Supermarket Ready Meals and Recipes by Television Chefs in the United Kingdom: Cross Sectional Study," British Medical Journal 345(2012):e7607

2-5

久我尚子「データで見るコロナ禍の行動変容（3）-食生活の変容～外食需要の中食シフト、さらに強まる手軽さ志向」（ニッセイ基礎研究所新型コロナによる暮らしの変化に関する調査）
https://www.nli-research.co.jp/report/detail/id=70449?site=nli

2-6

鳴海拓志　伴祐樹　梶波崇　谷川智洋　廣瀬通孝「拡張満腹感：拡張現実感を利用した食品の見た目の操作による満腹感のコントロール」（情報処理学会インタラクション 25-32 2012）

Oldham-Cooper, R.E.; Hardman, C.A.; Nicoll, C.E.; Rogers, P.J.; Brunstrom, J.M. Playing a computer game during lunch affects fullness, memory for lunch, and later snack intake. Am. J. Clin. Nutr. 2011, 93, 308–313

Rolls B.J., Morris E.L. and Roe L.S.: Portion size of food affects energy intake in normal-weight and overweight men and women, American Journal of Clinical Nutrition, Vol. 76, No. 6, pp.1207-1213, 2002.

Rolls B.J., Roe L.S., Kral T.V.E., Meengs J.S., Wall D.E., Increasing the portion size of a packaged snack increases energy intake in men and women, Appetite, Vol. 42 Issue 1, pp. 63-69, 2004.

Rolls B.J., Engell D., Birch L.L.: Serving portion size influences 5-year-old but not 3-year-old children's food intakes. Journal of the American Dietetic Association, 100(2): 232-234, 2000.

Wansink B. and Cheney M.M.: Super Bowls: serving bowl size and food consumption. The Journal of the American Medical Association. 13;293(14):1727-1728, 2005.

Brobeck J.R.: Food intake as a mechanism of temperature regulation, Yale Journal of Biology and Medicine, 20:545-552, 1948.

Sommer R.: Personal Space. Behavioral Basis of Design. Englewood Cliff, NJ: Prentice-Hall, 1969.

Lyman B.: A Psychology of Food. More Than a Matter of Taste. Van Nostrand-Reinhold, 1989.

Caldwell C. and Hibbert S.A.: The influence of music tempo and musical preference on restaurant patrons' behavior. Psychology and Marketing, 19:895-917, 2002.

North A.C. and Hargreaves D.J..: The effects of music on responses to a dining area. Journal of Environmental Psychology, 24:55-64, 1996.

de Castro J.M.: Family and friends produce greater social facilitation of food intake than other companions. Physiology and Behavior, 56:445-455,1994.

田辺由紀，金子佳代子「食の満足感構成要素の構造」（日本家政学会誌, 49:1003-1010, 1998）

R Drew Sayer , John C Peters , Zhaoxing Pan , Holly R Wyatt , James O Hill :Hunger Food Cravings, and Diet Satisfaction are Related to Changes in Body Weigh During a &-Monthe Behavioral Weight Loss Intervention: The Beef WISE Study, Nutrients 31: 2018, 10, 700 doi: 10.3390/nu10060700.

Meule and Platte, 2016、Yokumet al., 2011

第三次食育推進基本計画
https://www.maff.go.jp/j/syokuiku/plan/3rd_index.html

著者

堀口逸子（ほりぐち・いつこ）

前内閣府食品安全委員会委員。長崎大学歯学部卒業。歯科医師。長崎大学大学院医学研究科博士課程公衆衛生学専攻修了。博士（医学）。専門は公衆衛生学、リスクコミュニケーション。
長崎県佐世保市保健福祉部非常勤嘱託、順天堂大学医学部助教、長崎大学広報戦略本部准教授、東京理科大学薬学部教授を経て、現在、慶應義塾大学医学部非常勤講師、東京薬科大学客員教授、新潟大学大学院自然科学系研究科非常勤講師、放送大学非常勤講師等として食品安全やリスクコミュニケーションについて教鞭をとっている。また、食品関連企業、医療機関のアドバイザーを務める。

平川あずさ（ひらかわ・あずさ）

管理栄養士。博士（生活科学）。内閣府食品安全委員会事務局・技術参与。食生活ジャーナリスト。東京医療保健大学医療栄養学科非常勤講師。専門は食育・栄養教育。小学校・病院などの給食の現場や栄養指導の経験を積み、その後、食の専門誌・月刊『食生活』編集部で、管理栄養士・栄養士のための情報の取材・執筆を行う。自らの子育て経験を踏まえ、地方自治体での家庭教育研究会で離乳食や幼児の食事の相談会も担当。

監修

津金昌一郎（つがね・しょういちろう）

国際医療福祉大学大学院教授（医学研究科公衆衛生学専攻）。1985年慶應義塾大学大学院医学研究科博士課程修了（医学博士）。国立がん研究センターがん予防・検診研究センター長、国立研究開発法人医薬基盤・健康・栄養研究所理事兼国立健康・栄養研究所長等を経て現職。専門はがんの疫学研究（がんの原因究明と予防に関する研究）、栄養疫学研究（食物・栄養と健康に関する研究）等。著書に『科学的根拠にもとづく最新がん予防法』（祥伝社）等多数。

最強の食事戦略

研究者と管理栄養士が考えた最終解答

2024年５月20日　第１刷発行

著　者　　堀口逸子　平川あずさ
監　修　　津金昌一郎
発行者　　江尻 良
発行所　　株式会社ウェッジ
〒101-0052 東京都千代田区神田小川町１丁目３番地１
NBF小川町ビルディング３階
電話03-5280-0528　FAX03-5217-2661
https://www.wedge.co.jp/　振替00160-2-410636

装　幀　　吉村朋子
DTP組版　吉村朋子　株式会社シナノ
印刷製本　株式会社シナノ

※定価はカバーに表示してあります。
※乱丁本・落丁本は小社にてお取り替えいたします。

ISBN978-4-86310-281-1　C0036